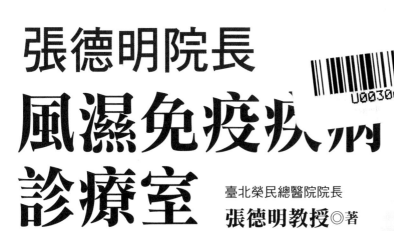

張德明院長
風濕免疫疾病
診療室

臺北榮民總醫院院長
張德明教授◎著

本書詳述各種風濕免疫疾病的病因、臨床症狀、最新診
治關鍵、併發症預防、手術評估、流行病學、用藥新知、
營養補充、生活＆飲食建議、身心調適方法等，期能幫
助病友早日重拾健康的生活！

醫療新知 ✕ **用藥指南** ✕ **飲食調理**

H₂O 原水文化

Contents
總 目 錄

第3章　風濕疾病的預防與治療

第4章　生活保健與健康飲食

作者序
31 年風濕科診療經驗，展開新醫學里程碑

張德明教授（臺北榮民總醫院院長）

　　國際研究報告顯示，關節炎或風濕症佔所有慢性失能原因的17.1％，在所有疾病類別中高居首位。診間內的風濕科常人滿為患，在有限時間裡要說明或瞭解這類慢性且複雜多變的疾病，誠屬醫病雙方的困擾；而網路上固然有許多資訊，但多流於經驗、情緒或道聽途說，信而有徵者鮮少，故讀後常更令人迷惑偏失。

　　診間內無法說明清楚的遺憾，或總得反覆說明的無奈，是我執筆的初衷和動力。事實上，許多問題的浮現、澄清，和探討，譬如情緒或氣候對類風濕性關節炎的影響、狼瘡病人的哺乳問題等，都讓自己更進一步加強了對疾病瞭解的深度和廣度，愉悅收穫之餘，也才持續筆耕，每周至少一篇已持續經年，累積了百篇以上的專科講座或醫藥新知，最重要的是皆根據文獻有所依據。樂此不疲之餘，為方便病友查閱，而興彙集成書之念，乃再度和曾助獲得衛生福利部國民健康署優良健康讀物的原水出版社合作，一遂所願。

　　我在哈佛醫學院進修時，研究的主要課題就是發炎與抗發炎性細胞激素。所謂細胞激素就是在細胞和細胞之間相互傳遞的訊息，並因異常刺激或失調，在免疫系統內引起發炎反應。由於自體免疫疾病，無論是類風濕性關節炎或全身性紅斑性狼瘡等，皆與人體的發炎反應有極密切的關係，因此這方面的研究，對疾病的瞭解會有更深一層的體認。而抗發炎性細胞激素的研究，發展出來的就是現今最炙手可熱的生物製劑，也因之在治療上更能得心應手。

事實上，我於民國76年成為風濕科專科醫師看診以來，診療過的病人已逾數十萬人次，即便近期公務繁忙，對於臨床、教學、研究的熱情與能量卻絲毫未減，不但仍維持高診次與門診量，在國防醫學院教授類風濕性關節炎、全身性紅斑性狼瘡、臨床藥物學和自體免疫疾病與細胞激素等多門課程；在陽明大學也教授類風濕性關節炎與風濕病實驗室檢驗等，而科技部的研究計畫更從未中斷，一直勤於閱讀國際最新文獻並持續論文發表。

　　與免疫有關的疾病多半都是慢性病，隨著生命的歷程，經過青春期、成年、結婚、生育、更年期、老化，會有不同的挑戰和思考，面對罹患這類疾病的病人，我們往往要花很多時間為他們做心理支持，讓大家甘於接受這些疾病成為自己的一部份，冷靜下來慢慢適應，信任醫師並配合地接受檢查與治療。多年來，許多長期看診的病人，都已成為朋友，也常被揶揄看了幾十年還沒看好；但幾十年下來，看到他們也都過得好好的，自然就心滿意足了！

　　這本書涵蓋了風濕科所有的重要疾病，以及多年來經常被問到，且也相對重要及熱門的問題。由認識風濕免疫科、基本的關節骨骼結構組織介紹、各重要常見風濕疾病及其相關課題解析、各重要常見風濕疾病的預防、治療與最新用藥知識、生活保健與健康飲食等，幾乎無所不包。

　　誠摯的盼望，這本書的出版，能稍減讀者對疾病的惶惑不安；也期待在醫學新知與時俱進的同時，這本書的出版，能將最新的知識與資訊和大家分享，並共同面對疾病、瞭解疾病、戰勝疾病，且促進健康。

第1章

關節炎與風濕病的簡介

1-1 認識風濕免疫科

　　2006年國際研究報告顯示關節炎或風濕症佔所有慢性失能原因的17.1％，為第一名。第二名是背痛和脊椎病變13.5％，第三名心臟問題佔11.1％，第四名呼吸道及肺問題佔6.8％，第五名高血壓佔5.1％，其後依序為肢體殘障4.8％、糖尿病3.9％、視力損害或眼盲3.5％、耳聾2.6％、中風2.5％。

　　預計到2030年，人類會因為壽命的延長，關節炎或風濕症佔所有慢性失能的比例可能還要加倍。事實上常見風濕免疫科疾病超過百種，毫無疑問，這對人類健康的維護是一大挑戰，因為台灣有近兩成的人口有相關疾患。

1. 什麼時候該看風濕科？

　　疾病一般最簡單分為內、外兩類。內科著重診斷與藥物治療，外科開刀去除病灶，譬如心臟內、外科，胸腔內、外科，腸胃科和一般外科，而有人說風濕科像骨外科，亦即所有骨骼關節疾病除開刀外的診治皆可對應。

2. 什麼時候該看免疫科？

　　主要是自體免疫疾病，即因免疫功能調節失常，產生免疫系統攻擊自身組織器官的現象，若有莫名的發燒、體重減輕、慢性

關節痛或腫、皮膚紅斑、掉髮、黏膜潰瘍等症狀，即應尋求風濕免疫科協助診治。

3. 風濕免疫科有那些常見疾病？

風濕關節疾病	自體免疫疾病
包括：類風濕性關節炎、僵直性脊椎炎、痛風、退化性關節炎、乾癬性關節炎、肌腱炎、肌纖疼痛症等。	包括：全身性紅斑性狼瘡、硬皮症、皮肌炎、多發性肌炎、乾燥症、血管炎等。

4. 風濕免疫科病人會有那些常見症狀？

常見症狀包括：關節疼痛僵硬、關節腫脹、不明原因發燒、下背晨僵疼痛、皮膚紅斑、下肢 血點或紫斑、手腳指遇冷變紅紫色、口乾眼乾、肌肉無力、皮膚硬化等。

詳細關節炎鑑別診斷可延伸閱讀前著作《完全解析類風濕性關節炎診治照護全書》第二章認識關節炎或是之前總策劃著作的《過敏免疫全書》。

1-2 認識硬骨

　　類風濕性關節炎晚期會因關節內彷彿腫瘤的滑膜組織的發炎和不斷增生，進而侵蝕並破壞硬骨；也可能因藥物影響或長期少動，或不動而導致骨骼疏鬆。這些因素都會造成硬骨病變，造成病友生活或活動受到影響，所以我們也應認識硬骨。硬骨主要由骨質、骨髓和骨膜三部分構成。

1. 硬骨骨質

　　硬骨骨質依構造與形態區分為「緻密骨」與「海綿骨」兩種：

　　（1）緻密骨：堅硬結實，由小單位的骨元所構成。骨元或稱哈氏系統，為同心圓結構，包括中央的哈氏管道，引入來自骨膜的血管及神經。其周圍有數層呈同心圓排列的骨腔隙，在骨腔隙之間更有許多互相聯絡的小管。此外，縱走在哈氏管之間另有弗克曼氏管（Volkmann's Canals）溝通，確保在堅硬的硬骨中，一樣可以完整接受到循環系統的血液滋養。

　　（2）海綿骨：由骨小樑及骨細胞形成。類風濕性關節炎的蝕骨區，可見開始鈣化的骨小樑表面會有擬骨質，並開始有蝕骨現象。發炎使蝕骨細胞活化，在蝕骨細胞作用下，造成骨髓腔，接著初級海綿骨的骨小樑也被吸收，使骨髓腔擴大，致骨骼空洞化。

2. 硬骨的骨髓

　　硬骨的骨髓腔位於骨中央位置，骨髓腔和海綿骨的空隙裡是骨髓。骨髓內有豐富的血管和神經組織，具造血功能，我們體內各式血球即源自此處。隨著年齡的增長，硬骨內的骨髓可能會因為脂肪及纖維等組織的堆積，而逐漸失去其造血功能。

3. 硬骨骨膜

　　硬骨骨膜則是披覆在骨表面的結締組織膜，富含血管和神經，所以小腿脛骨若受踢擊，會產生劇痛。骨膜也有營養骨質的作用，同時，骨膜內還有成骨細胞，能增生骨層，使受損的骨組織癒合和再生。

　　硬骨的功能主要包括：

　　(1) 支援、保護與運動功能。

　　(2) 造血功能：骨髓可製造血球。

　　(3) 貯存功能：身體需要的礦物質，如鈣和磷，可貯存在硬骨中。硬骨的另一種功能，即調解血液中鈣離子濃度的恆定。

　　沒有硬骨，人類是一灘血肉，可能像變形蟲一樣，只能匍匐前進；有了硬骨，人類得以行走、奔跑、登高、望遠。成人有206塊骨頭，而小孩的較多有213塊，新生兒則有305塊。對類風濕性關節炎病友而言，硬骨是最後一道防線，應全力防堵其遭受破壞，以免影響上述功能。

1-3 認識關節

　　人類如果沒有骨骼，就如同癱軟的行屍走肉，即使其他系統再健全，仍將如植物人般動彈不得。而若僅有骨骼卻無關節，最多也只是挑起肉體，卻無法活動或行使功能。我們常形容最懶的人是茶來伸手，飯來張口，少了關節，伸手、張口都難如登天，由此可知關節的重要性。

　　關節是指身體骨頭間相接處的組織，可使骨頭不但緊密連貫，且也能活動自如的構造。關節若破壞而不完整，肢體活動就大大受限，人也就不靈活了，俗語謂若欲行事順利須「打通關節」，其來有自，所以保護關節也就是保護活動能力。

1. 關節的種類

　　所有關節都一樣嗎？其實不然，關節應可分為三類。

　　依活動程度分類包括：

　　（1）**不動關節**：骨骨相連卻固定無法運動，專指纖維性關節，無關節腔，如顱骨縫合。

　　（2）**少動關節**：僅能略微運動，亦無關節腔，如肋軟骨關節。

　　（3）**可動關節**：能自由運動，具有滑液組織的關節腔，也是

類風濕性關節炎常侵犯的關節。當然若有不適，影響也最大，所以不得不慎。

2. 認識關節炎

關節炎臨床上極其常見的疾病。根據美國的調查報告顯示，關節炎與風濕症是所有疾病中，造成人類失能最常見的原因（佔17.1％），甚且高於一般認為的心臟、肺臟疾病。

關節炎的症狀，可因發炎程度及病因，而有不同的表徵。通常關節發炎時，外觀會造成紅、腫，且合併熱、痛等現象，此時應必須深究其因，並速謀解決之道。

引起關節發炎的原因眾多，常見的包括：退化性關節炎、類風濕性關節炎、感染性關節炎、痛風關節炎、僵直性脊椎炎，甚至紅斑性狼瘡等自體免疫疾病引起的關節炎。除外傷性或感染性外，幾乎都屬於慢性且長期的疾病。

根據統計，全球約有三億五千五百萬人罹患關節炎，而隨著生活型態的緊張繁忙，再加上人口逐漸老化，這個數字更會逐年攀升。以美國為例，約有15％的人罹患關節炎，專家預測至西元2020年，全球罹患率將增加到18％。

在Ｘ光檢查下，六十五歲以上美國人有70％以上罹患關節炎，七十歲以上罹患關節炎比例更高達八成以上。至於台灣本地，罹患關節炎的比例也在15％左右，也就是約三百萬人天天與疼痛、發炎為伍，其中又以六十五歲以上的老人居多，不得不讓我們更重視這類疾病的預防與治療。

15

事實上，不論男女老少，每個人幾乎都會經歷過關節不適的折磨，即使沒有特殊遺傳或環境因素誘發的關節炎，五十歲以上的銀髮族，也難以避免會有筋骨酸痛、退化性關節炎或五十肩等問題；年輕人身上最常見的則是因姿勢不良、長時間使用3C用品、運動傷害、外傷所引起的肌腱炎、筋膜炎等。

關節是支撐人體架構及運動的重要部位，一個人身上至少有上百個關節，每個關節都具有活動、運轉、防震、防損的功能；當關節發炎、疼痛影響了支撐或行動，那種寸步難行、咫尺天涯的滋味，只有當事人能體會，特別是長期、慢性的關節病變。

關節炎皆有其特性：

（1）是數目：如痛風、外傷、或感染性關節炎，常只侵犯單一關節；而類風濕性關節炎則是多發性，即常超過4個。

（2）是位置：不同關節炎，各據其位，如痛風在大腳趾，類風濕性關節炎好發於周邊小關節，退化性關節炎在遠端指關節或膝關節、脊椎等支撐體重處，僵直性脊椎炎在骨盆、背部中樞關節等。

（3）是發炎性：如與年齡老化有關的退化性關節炎，基本上屬非發炎性；而類風濕性關節炎、感染性關節炎、痛風關節炎、僵直性脊椎炎、乾癬性關節炎等則屬發炎性。

若不幸罹患發炎性關節炎，即必須忍受劇烈且可能較持續的發炎之苦，及隨之而來的破損變形或失能。因此之故，關節不適，應立即尋求專業醫師評估，以獲得正確診斷，適當處置和治療以縮短病痛時間。

1-4 關節炎與風濕病

　　風濕病（Arthritis & Rheumatism），基本上是指以關節、肌肉、軟組織、或結締組織疼痛發炎為主的一類疾病之總稱。結締組織，簡而言之就是生物體的大部分的填充物質，由細胞、纖維、細胞外間質組成。風濕病的主要特徵為發炎反應，可能表現出紅、腫、熱、痛、僵硬等症狀；通常會影響關節、肌腱、韌帶、骨骼及肌肉等。

　　有些風濕性疾病，還會連帶影響內部器官。這類疾病除了關節炎外，可能包括滑囊炎、肌腱炎、肌纖疼痛症、肌肉肌膜炎、肌肉炎、反覆性風濕症、血管炎、神經炎等。只要是渾身痠痛又無法確切診斷，通通稱為風濕病，像一個診斷垃圾桶的意思。

　　關節炎，則鎖定必須為關節部位發炎。又依不同起因、部位、機轉、多寡、型式而發展出不同關節炎，為風濕病之一，但因為數眾多，乃另起爐灶。如因免疫系統失調或異常造成，即造成自體免疫疾病。這類疾病包括全身性紅斑性狼瘡、類風濕性關節炎、僵直性脊椎炎、退化性關節炎、痛風性關節炎、修格連症候群、硬皮症、幼年性關節炎、皮肌炎、多發性肌炎、貝西式病、雷特式病、乾癬式關節炎等。所謂風濕病，臨床上約有200餘種，對病人而言，簡單的說，當身體有莫名疼痛發炎現象，即可請風濕科醫師先做鑑別診斷，並協助治療。

17

第2章

風濕科常見疾病與問題解析

2-1 肌肉肌膜病變

1. 肌肉肌膜疼痛症候群

門診常見病人歪著脖子僵硬痛苦的斜眼走進來，頸部還貼著幾片酸痛膏藥，多半應該就是罹患了所謂的肌肉肌膜疼痛症候群（myofascial pain syndrome）了。

肌肉肌膜疼痛症候群的特徵包括：是區域性的疼痛，觸診時，常會摸到如繩索般繃緊堅實的束狀硬帶，在肌肉深層有特定疼痛擊發點（trigger point），當按壓擊發點時，會瞬間誘發且加重並放射延展整個特定區域的酸麻疼痛（如右圖），但病人在觸壓下，也會獲得短暫的抒解放鬆。

肌肉肌膜疼痛症候群好發於中年以後的婦女，約在30至50歲間，在長時間固定姿勢且有壓力的工作後，尤其是姿勢不良者，如打字員、久坐辦公桌的職員等，因身體部分肌肉長期處在收縮狀態下，造成過度伸張，因而產生持續性、區域性的酸痛的症狀。近年來，3C產品普及，年輕族群常沉迷其中，長時間不變換姿勢下，使得肌肉肌膜疼痛症候群的患者年齡層也明顯下降。

肌肉肌膜疼痛症候群好發的部位遍及全身，只要有肌肉、肌膜的地方，理論上就有可能發生。常見的地方則包括：後頸、肩膀、上下背、上臂等區域，而最常見的酸痛部位多位於雙側肩胛

骨內緣地帶，且常是一種會反覆發作的慢性疼痛病變。患者最常見的症狀即為脖子酸痛、肩膀僵硬、或上背部疼痛。

對於肌肉肌膜疼痛症候群的治療，除了口服止痛消炎藥物治療外，在痛點區熱敷、拉筋、按摩，也可使緊縮的肌肉放鬆，並使酸痛症狀減輕；復健科則常以超音波按摩這些緊縮及疼痛的肌膜，再加上電刺激或深層熱敷，加強肌肉的放鬆，如果治療效果不好時，就要考慮局部注射類固醇等消炎藥物了。

當然，根本治療的方法，仍然在長期規律的身心放鬆及伸展運動，而長期肌膜酸痛也會影響到情緒和工作表現。因此，患者更應配合做生活習慣的改變，加上適當治療，以求一勞永逸。

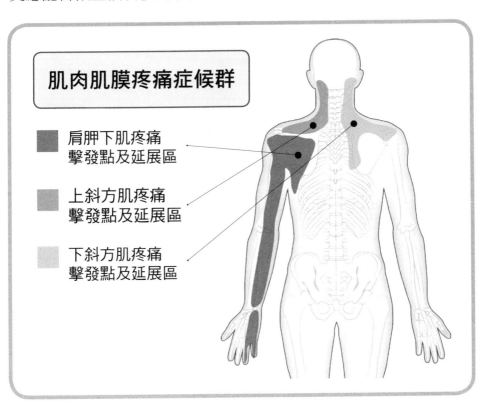

肌肉肌膜疼痛症候群

肩胛下肌疼痛擊發點及延展區

上斜方肌疼痛擊發點及延展區

下斜方肌疼痛擊發點及延展區

2. 纖維肌痛症

　　風濕科門診有相當高比率的病人是因全身慢性疼痛而來求診，且常表現的求助無門、徬徨失措，其中許多的患者，其實是罹患了纖維肌痛症。

◎ 纖維肌痛症的流行病學

　　纖維肌痛症（fibromyalgia）是門診非常常見的風濕疾病，一般人口的盛行率是2～4%，其中約四分之三為女性，大多開始於中年以後，但好發年齡也可由十餘歲到老年。有風濕病的病人無論是退化性關節炎、類風濕性關節炎、全身性紅斑性狼瘡，或僵直性脊椎炎都有較高機會再合併纖維肌痛症。

◎ 纖維肌痛症的診斷標準

　　根據美國風濕學院1990年的診斷標準，纖維肌痛症主要的臨床症狀包括：慢性長期且全身瀰散的疼痛，併有特定眾多壓痛點。慢性長期是指至少三個月以上；全身瀰散是指身體兩側、腰上腰下、併中軸骨幹全在痛；特定壓痛點是指18個特定點中至少有11個以上有壓痛，下篇會有圖示。

　　而纖維肌痛症病人常有的其他特徵則包括：倦怠感、失眠、僵硬、麻痛、頭痛、顏面痛、顳顎關節痛、常拉肚子、尿急、胃食道逆流、雷諾氏症候群、心悸、容易過敏、情緒沮喪、焦慮等。

◎ 纖維肌痛症的臨床表徵

身體初始疼痛可能只局限肩頸一處，但會逐漸瀰漫全身。肌肉疼痛常被形容為燒灼感、幅射狀、腐蝕性。若以疼痛標尺表示其疼痛度，甚至超越類風濕性關節炎的疼痛。許多病人也抱怨一起床即感覺疲累不堪，到下午更是撐不下去，且怎麼睡也睡不飽，即使已睡了8～10小時仍感覺根本沒睡。

另一特徵即淺眠，且常清晨就莫名其妙醒過來，卻無法再睡著。唯弔詭的是，檢查時什麼都正常，實驗室檢驗或放射線檢查也只是為了排除其他可能。有經驗的醫師就必須去測試那些特殊位置的壓痛以求確診。

◎ 纖維肌痛症的病因

絕大多數的案例皆是屬於原因不明，且絕少源自單一因素。病患常自認可能和感冒、病毒感染、身心受創等因素有關；也有研究報告認為和C型肝炎及HIV病毒感染相關。其他可能致病的機轉，還包括心理壓力、免疫功能、內分泌、自律或中樞神經等之異常。遺傳也是可能的因素，例如發現血清素傳遞基因上有異於常人。當然也有研究認為纖維肌痛症與精神疾病之間的關係，他們發現20～30％纖維肌痛症病人有情緒沮喪，10～20％纖維肌痛症病人有焦慮，但人格特質上倒是無特殊之處。

另外也有少數患者會有由其他慢性疾病，如類風濕性關節炎、全身性紅斑性狼瘡、乾燥症、甲狀腺功能低下、皮肌炎等，所引發的繼發性纖維肌痛症。

◎ 診斷纖維肌痛症

手指觸壓18個重要痛點（如右圖）：

這9對痛點當然不是全部，只是最具代表性的。若測試18個重要痛點，有11個以上有壓痛，則基本上可列入診斷。檢查另訂對照點，做為排除全身無所不痛、無病呻吟者，這些對照點包括前額印堂處、前臂中段、姆指指甲。若一併喊痛，則診斷就相對要更保守，也許只是來鬧的，或來踢館的。

美國風濕病醫學院於2011年又提出最新纖維肌痛症的診斷準則。該準則結合了兩個部分：一個是用廣泛性疼痛指標（widespread pain index,WPI）來確立慢性全身性疼痛；另一個則是症狀嚴重程度量表（symptom severity scale, SS scale）。前者疼痛部位包括左右肩、左右髖骨、左右顎、左右上臂、左右下臂、左右大腿、左右小腿、上下背、頸、胸、腹部共19處。

後者嚴重程度則包括疲倦、剛醒即感覺沒睡飽、認知狀況（記憶力、專注力）不佳等三項，並依嚴重度給予0～3分的計分。

確定診斷則需疼痛指標≧7，且症狀嚴重程≧5；或疼痛指標3～6，且症狀嚴重程≧9。看來更嚴謹，但顯然過於複雜而不實用。

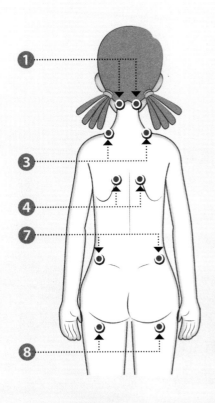

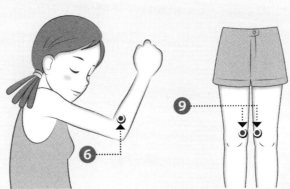

《纖維肌痛症》
手指觸壓9對痛點

❶ 枕部：位於枕骨末端凹陷處的兩側肌肉附著點。

❸ 斜方肌：兩側上緣中點。

❹ 棘上肌：兩側肩胛骨上方內緣。

❼ 臀部：兩側臀部外上1/4處。

❽ 股骨大轉子：兩側大轉子後緣。

❷ 頸末：順第5～7頸椎前緣兩側。

❺ 第二肋骨：兩側第二肋軟骨交界處。

❻ 肱骨內上髁側：兩側離肱骨內上髁外2公分。

❾ 膝蓋：兩側膝關節內側距關節線2公分脂肪墊。

◎ 纖維肌痛症的治療

原則上可分為三部分：

(1) 病人教育

若要能成功治療，病人教育非常重要。病人應清楚被告知，這是真實需要面對的問題，而非來自感覺或精神異常。病人也應清楚被告知，這個問題既無器官破壞性、也不致威脅性命，從而增強克服的信心。醫病之間的互信培養更是相當重要。

(2) 藥物治療

一般而言，非類固醇抗發炎藥物及止痛藥效果不彰。被美國食藥局認可以治療纖維肌痛症的藥物有三種。

兩種屬口服選擇性血清素與正腎上腺素再吸收抑制劑，如duloxetine（Cymbalta，千憂解）和Milnacipran（Savella）。較早期的類似藥物包括：低劑量三環抑鬱劑Amitriptyline（Elavil，安米替林錠，2.5～5毫克），及肌肉鬆弛劑cyclobenzaprine10～20毫克，如Flexeril服樂適等。

另一種即pregaballin（Lirica利瑞卡，為治療癲癇藥物），類似藥物有Neurontin鎮頑癲。這些藥物的共同副作用包括：暈眩、嗜睡、水腫和變胖。

此外，並不建議用低鴉片類藥物，如妥美度tramadol（tramal，ultracet），因可能適得其反。血清素接受體抑制劑（serotonin receptor inhibitors），如Celexa（Cipram舒憂膜

衣錠）、Lexapro（Escitalopram，乙二酸酯）、Prozac百憂解（fluoxetine）、Paxil（帕羅西汀）及Zoloft（樂復得膜衣錠）等也都曾被認為有效。其他方法則尚包括痛點藥物局部注射等。

(3) 非藥物治療

運動：如快走、游泳、有氧運動、伸展體操、騎自行車等，但也要注意持之以恆且量力而為。

睡眠：良好睡眠對症狀改善極有幫助。

其他：可嘗試溫水水療、物理治療，或認知行為治療，包括身心調適、學習如何放鬆（如靜坐）、催眠療法、表皮神經電刺激、針灸等。

◎ 纖維肌痛症預後

一個追蹤14年的大型研究顯示，經適當治療後，67％病人會感覺進步，70％病人認為對日常工作影響不大，僅9％病人會因此必須放下工作。

另一研究顯示25％病人在2年後會完全痊癒。因此即使被確診罹患了纖維肌痛症，也絕非束手無策，仍應積極和醫療人員協力配合，以減輕症狀，並試著解決問題。

3. 皮肌炎

◎ 肌炎 / 皮肌炎簡介

　　肌肉的發炎性疾病，簡稱為肌炎（myositis），特徵為侵犯骨骼肌，且以肢體近側肌無力為表徵；若肌炎同時合併有皮膚的表徵，便稱為皮肌炎（dermatomyositis）。由於這類患者肌肉病變的原因不明，且其體內存在著一些較具特異性的抗體，所以被認為有別於其他自體免疫疾病，而自成一類。

　　這類疾病的人數不多，每百萬人口中約僅0.5～9.3位病人。黑人更較黃種、白種人為多。除幼年型皮肌炎好發於10～15歲，成人型多介於45～60歲，且除包含體肌炎外，一般以女性居多（女性比男性2：1）。

　　到目前為止，肌炎／皮肌炎的致病機轉並不十分清楚，有些學者認為可能與環境及遺傳因素有關，就環境因素而言，因這類疾病多半發生在冬天和春天的季節，因此咸認與病毒感染有關。此外，在孩童罹患皮肌炎的患者中，其血中抗coxsackie B病毒的抗體濃度相對較其他病變，如幼年型類風濕性關節炎患者為高，亦是一大佐證。

　　就遺傳的角度而言，由同卵雙胞胎和第一代親屬關係中肌炎／皮肌炎的發生率調查顯示，遺傳基因如HLA-B8,DR3可能扮演著一部分的角色。簡要而言，肌炎／皮肌炎的致病機轉即遺傳背景加上病毒感染啟動，導致免疫系統失調，發炎細胞攻擊肌肉組織，而造成肌肉細胞的壞死及功能的喪失。

◎ 肌炎／皮肌炎臨床表徵

肌炎／皮肌炎患者的臨床表徵，變異極大，通常主訴為下肢或上肢近側端肌肉對稱性無力。不過，有的較輕微，往往在症狀出現後的10～20年才被診斷出來；有的患者則較嚴重，往往在數週之間便出現發燒和倦怠的系統性症狀。

肌炎的分類包括：多發性肌炎、皮肌炎、幼年型皮肌炎、肌炎合併其他結締組織疾病（包括全身性紅斑性狼瘡、硬皮症等）、肌炎合併癌症及包含體肌炎（inclusion body myositis）。臨床上，適當的將這些病人歸類，才能更有效的掌握其預後及治療的方向。

幾乎所有的病人在病程中都會有肌肉無力的症狀，另約有1/2的病人會有肌肉疼痛的現象。肌肉無力的臨床表徵較典型的是用手梳頭、刷牙時、在爬樓梯、跑步時或從馬桶上站起來，或頭從枕頭上抬起來時，會有力不從心的感覺。

此外，若影響到一些特定的肌肉，可能會導致像聲音嘶啞、發音障礙、吞嚥困難等症狀。一般被影響到的肌肉呈對稱性分佈，但遠側肌肉（inclusion body myositis除外），及一般眼睛和臉部的肌肉，則較少受侵犯。

皮肌炎亦可合併有關節炎，其分佈如同類風濕性關節炎一般，但很少造成關節變形。主要發生在慢性、較長期的皮肌炎患者，或幼年型發作的皮肌炎患者。

肌炎／皮肌炎也有可能影響到橫膈、肋間肌，而造成呼吸

困難。此外，也可能引起間質性肺炎，一般比較少有肋膜炎或肋膜積水的情形發生。心臟的影響多半沒有明顯的症狀，較常見的是影響到傳導系統而引起心率不整，但很少有心臟衰竭或心包膜炎的情形出現。腸胃道的侵犯可能造成吞嚥困難和液體回流的情形，而有像燒心的感覺，也會有雷諾氏症候群，唯很少有腎臟的侵犯，若有，則可能有蛋白尿或腎病症候群的發生。

據統計5～15％的肌炎／皮肌炎患者會合併有癌症的發生，較常見的癌症，如國人的鼻咽癌、乳癌和肺癌，且一旦腫瘤被移除或控制，肌炎／皮肌炎的症狀亦會明顯的獲得改善，似乎說明兩者之間確實有所關連。

◎ 多發性肌炎／皮肌炎的診斷

多發性肌炎／皮肌炎的診斷，主要根據下列四項：

（1）下肢或上肢近側端肌肉對稱性無力達數周以上。

（2）肌肉切片檢查可以見到許多發炎細胞圍繞肌束纖維的間質組織及血管。此外，也可見到肌纖維束的退化、壞死及再生。

（3）血液中肌肉酵素，如CPK、AST、ALT、aldolase和LDH會增加，其中以CPK的增加最為敏感，也是被用以診斷及追蹤肌炎活躍性的重要指標。

（4）肌電圖檢查：典型的肌炎／皮肌炎肌電圖檢查是短、低幅、且多型的圖，這與一般神經病變的肌電圖可作區別。

　　若為皮肌炎，則皮膚表徵頗為特別，較常被侵犯的特殊部位，如上眼瞼會有輕微水腫，合併淡粉紅色色素的沉著（heliotrope sign，_{如左圖}）；有時可見到在覆蓋掌指和近指關節，或肘、膝關節的皮膚會有紅色斑塊隆起（Gottron´s sign，_{如右圖}）；這兩種皮膚的表徵對診斷皮肌炎而言，較具特異性。

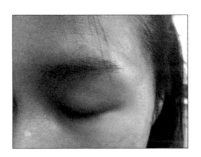

▲上眼瞼會有輕微水腫，合併淡粉紅色色素的沉著。

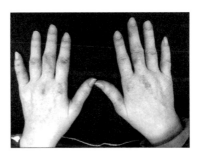

▲有時可見到在覆蓋掌指和近指關節，或肘、膝關節的皮膚會有紅色斑塊隆起。

　　另病人亦可有紅色斑，在後肩及頸部（shawl sign）；在前頸，上胸部（V sign）及面部、前額等處。此外可有皮下結節、鈣質沉積排出皮膚形成瘻管，有時一側或兩側或鼻根部出現紫紅色斑，兒童患者除上描述外，在皮膚、肌肉、筋膜中常會形成瀰漫或局限性鈣質沉著，較成人為常見。

　　除此之外，一些血清中的特異性抗體，對於診斷肌炎／皮肌炎也有相當的幫助，Anti-Jo-1抗體，大約在20％的皮肌炎患者中可見到，這是一種抗histidyl-tRNA synthetase的抗體，常出現在肌炎及合併間質性肺炎、關節炎等狀況。

　　Anti-SRP（signal recogniton particle）抗體陽性的病人，一般肌肉發炎反應發展得快且嚴重，且一般較易有嚴重的心臟合併

症。Anti-Mi-2是一種抗核抗體，在5～10％的病人中可以見到，且與皮肌炎的皮膚表徵如V及shawl sign有密切的關係。而Anti-PM-Scl抗體陽性的病人，則會合併有硬皮症的表徵。

◎ 多發性肌炎／皮肌炎治療

在疾病發作的急性期，常施以口服（1mg／Kg體重）、或脈衝大劑量的類固醇，待病情逐漸穩定後，再予逐步減量。若單用類固醇效果不佳的患者，可採取合併療法，即類固醇外，再輔以其他的免疫抑制劑，如移護寧（azathioprine）、滅殺除癌錠（MTX）、環胞靈（cyclosporine A）、癌德星（cyclophosphamide）等。另外針對不同器官的侵犯，亦應分別施以個別的治療。

為了防範肌肉萎縮，並即早恢復肌力，物理治療也應伴隨。若鈣質沉積壓迫神經，產生疼痛或致反覆感染，則需手術移除。一般而言，病的預後主要依據它所合併的器官侵犯和疾病，如有合併心、肺或腎的侵犯，預後較不樂觀，若合併有癌症，預後也不好，總體來說，5年的存活率＞90％。

若以血清中的免疫抗體當指標，合併anti-SRP抗體的存在，其預後最差（5年30％），最好的是合併Anti-Mi-2（95％）或Anti-PM-Scl（95％）抗體的病人。

4. 皮肌炎的鈣沉積症

2015年10月我曾發表過肌炎/皮肌炎的相關知識，但因為臨床上仍有少數個案的併發症，因此特別再進一步介紹：

皮肌炎的病友常會惶惑治療過程中皮下產生的白色沉積物，此多半即為皮肌炎的鈣沉積症，常為幼年型皮肌炎的後期併發症，但也可能在病程早期即出現。鈣沉積症在幼年型皮肌炎的發生率為30～70％，約為成年型的2～3倍。皮肌炎鈣沉積症的嚴重性與長期失能有相關性。其出現通常代表是肌炎的強弩之末，可能伴隨之後的肌肉萎縮與關節攣縮。皮肌炎的表皮鈣化，常出現在疾病開始後4個月至12年，平均為2～5年。鈣沉積於皮膚則可能造成皮膚潰瘍，及壞死性膿瘍。

皮肌炎鈣沉積症可概分為五型，包括：

(1) 皮膚表淺層有小粒結節或斑塊。

(2) 皮下有大腫瘤塊，X-光下如爆米花般。

(3) 肌肉間筋膜鈣化，並影響肌肉收縮。

(4) 壞死性鈣化，會有擬似外生骨變化。

(5) 鈣化混合型。

肌肉鈣化通常並無症狀，可能由外觀或在照X光時發現。除了第一型較有機會完全消退，其他多殘留於身，如嚴重影響外觀或肢體功能，或造成局部潰瘍，影響病人日常生活，即需考慮手術清除。

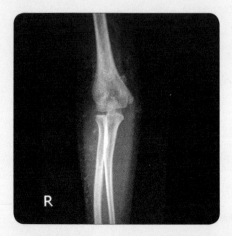

▲上肢的皮下，透過X-光照射有如爆米花般。

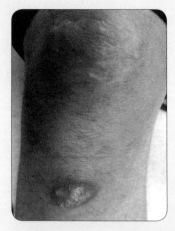

▲皮膚表淺層有小粒結節或斑塊。

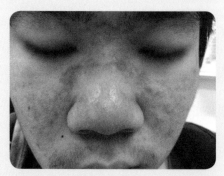

▲面部皮膚表徵（為皮肌炎的鈣沉積症）。

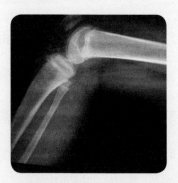

▲下肢的皮下，透過X-光照射有如爆米花。

5. 硬皮症

◎ 全身性硬化症

硬皮症（Scleroderma）的命名由來源於希臘文，skleros即hard，是硬的意思，derma則是skin皮膚的意思，它是一種原因不明的自體免疫疾病，主要特徵是皮膚纖維化並增厚變硬。

硬皮症基本上可分為全身性（瀰散性）和局限性兩大類。

全身性硬化症（systemic sclerosis）或稱瀰散性（diffuse）的硬皮現象常從肢端開始，逐漸延展，形成邊緣模糊、廣泛且大面積的侵犯，且通常分佈對稱。全身性的命名，不但指侵犯部位廣泛，也表示會有皮膚以外，包括胃腸道、心臟、肺臟、腎臟等其他器官的侵犯。

發生率：每年每百萬人口約有20位。好發年齡介於30～50歲，女性發病率為男性的3～4倍。症狀包括：

（1）**雷諾氏現象**：70％病友在疾病初期會先表現雷諾氏現象，即在寒冷環境和情緒變化時，手指會有麻痛感，並會出現蒼白、紫色、紅色的顏色變換。

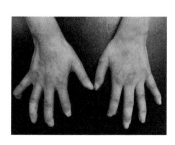 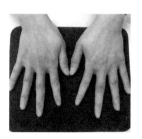

（2）**皮膚病變**：起初遠端肢體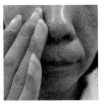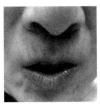
會出現水腫撐緊現象，皮膚皺褶
消失，看起來像亮皮臘腸。水腫
逐漸消退後，形成厚硬的皮膚。
此時皮膚外觀緊繃發亮。皮膚上的毛髮會停止生長或脫落，汗腺
也會失去作用，皮膚顯得粗糙、乾澀，如同皮革。

久病時，面部如戴有面具般僵硬，甚至無法皺眉；另鼻子皮
膚繃緊，形同鳥嘴；嘴唇變薄，口腔四周會有縱溝紋，且開合受
限，也影響進食及口腔衛生。

（3）**消化道**：因膠原纖維沉積在食道的平滑肌組織裡，影響
肌肉蠕動功能，造成吞嚥困難或因食道與胃間括約肌鬆弛，產生
逆流，而有灼熱感；並可能影響大小腸道及胃的機能，導致消化
困難。

（4）**關節和肌肉**：病人在關節處，尤其是手部關節，會出現
疼痛和腫脹的關節炎症狀，也可能會有肌肉無力或疼痛的情況。

（5）**心臟**：心肌內的膠原蛋白沉澱物會影響傳導系統，造成
心率不整，甚至心肌病變。

（6）**腎臟**：偶而會有急性腎衰竭合併溶血及惡性高血壓等。

（7）**肺臟**：表現乾咳、氣促、動喘現象。間質性肺炎和肺動
脈高壓（1/3病人）是較嚴重的併發症，且與時俱增，是病情惡化
的主要原因。

（8）**其他器官**：如甲狀腺、乾燥症、神經病變等。

◎ 局限性硬皮症

　　局限性硬皮症（localized scleroderma）是指皮膚的臨床和組織學表徵相似於全身性硬皮症，但卻分佈局限，且不會有其他器官或血管侵犯。基本上依外觀形態有呈點狀、片狀和線狀形，邊緣界限明顯，大體上包括線型硬皮症、硬斑病及皮硬化病等。

◎ 線型硬皮症

　　線型硬皮症（linear scleroderma）發生的原因不明，特徵是帶狀硬皮，且可能有色素沉集，常發生在單側肢體或面部，好發於孩童和年輕人，女性為男性三倍。症狀剛開始可能僅是局部皮膚發紅，但快速變厚、變硬、變深、變長，甚至影響整個肢體，並使關節攣縮、肌肉萎縮、長短不一。若病灶在臉部，則可致顏面扭曲。

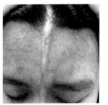

　　活躍期可長達2～3年，許多病人周邊血液中的嗜伊紅球、抗核抗體及免疫球蛋白會上升，皮膚切片則與全身性硬皮症無異，會有真皮、皮下組織纖維化，以及淋巴球、漿細胞浸潤。

▲線型硬皮症

◎ 硬斑病

　　硬斑病（Morphea）是局限型硬皮症的變異型，可發生於任何年齡、身體任何部位，常呈點狀和片狀硬塊，邊緣明顯，中心凹陷色淡。有時在數月或數年後自動減輕或恢復。

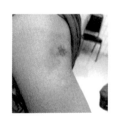

▲硬斑病

◎ 皮硬化病

皮硬化病（scleredema）是面部、頸部皮膚變硬，擴展到四肢，但特別的是手及手指不會侵犯，且無雷諾氏症候群或內臟侵犯，而與全身性硬化症區隔。其他：包括scleromyxedema，eosinophilic fasciitis （嗜伊紅球筋膜炎）等，唯臨床少見。

◎ 硬皮症檢查

雷諾氏現象、手浮腫、吞嚥困難是常見病友主訴，若懷疑硬皮症，檢查應包括：

(1) **身體檢查**：視、觸診可見皮膚緊繃、硬化、皺褶消失，多有雷諾氏現象，輕提皮膚會有阻力。

(2) **皮膚切片**：病理鏡檢可見表皮萎縮，真皮層膠原纖維增加，血管周邊有淋巴球浸潤。

(3) **甲床微血管檢查**：微血管變扭曲不平順或斷失。

(4) **抽血檢驗**：病人血中可能有ANA抗核抗體（>90%），抗Scl-70抗體（20～40%），及升高的發炎指數（CRP、ESR）等。

(5) **胸部X光，或進一步的胸部電腦斷層、肺功能檢查**（一氧化碳擴散率）：需排除可能的肺臟侵犯，尤其是間質性肺炎。

(6) **心臟超音波**：檢查是否有肺高血壓，或心包膜炎。

(7) **胃鏡、食道蠕動檢查**（核子醫學）。

(8) **尿液檢查**。

(9) 另視症狀安排其他相關的檢查。

◎ 硬皮症治療

(1) 目標

● 預防內臟器官侵犯

● 維護已受侵犯內臟器官功能

● 改善血液循環

(2) 主要治療藥物

● 傳統免疫調節劑：D-penicillamine；hydroxychloroquine（奎寧）；局部、服用、或注射類固醇。

● Rituximab莫須瘤（Rheumatology，2015），B細胞抑制劑，間隔兩周，給與注射兩次1000毫克莫須瘤，經9個月，亦被証明可明顯減少皮膚厚度（Rodnan skin score）及肺纖維化。

(3) 其他症狀治療劑

● 促進血液循環：可服用低劑量阿斯匹靈、鈣離子阻斷劑、α-阻斷劑、血管升壓素轉化酶抑制劑、第II型血管升壓素接受體阻斷劑等。

● 胃食道逆流：可服用制酸劑、H2接受體阻斷劑、質子幫浦抑制劑、或促進腸道蠕動之藥物，以改善症狀。

● 肺高壓：鈣離子阻斷劑、血管擴張劑、血管內皮接受器阻斷劑（bosentan）等。

●關節炎：非類固醇抗發炎藥物或奎寧、Methotrexate等。

肺纖維化：大劑量類固醇或cyclophosphamide

◎ 日常生活照護

(1) **飲食方面**：若患者吞嚥有問題，可採溫和、磨碎、細緻飲食，勿食用過於粗糙或辛刺激之食物。

(2) **適當的運動及關節保護**：要保持溫和的運動，避免關節攣縮，限制了病人的活動和功能。

(3) **照顧皮膚**：因皮膚變厚且乾，要縮短沐浴時間，並避免使用刺激性肥皂，可多用凡士林或有滋潤作用之乳液。

(4) **改善雷諾氏現象**：注意保暖，宜戒菸，並宜避免處於有壓力之環境。

(5) **睡臥時頭部稍抬高**：可避免胃酸食道逆流，且夜間避免進食宵夜、湯水。

6. 弗克曼氏攣縮

門診一位病人，雙手緊繃僵硬，以為罹患類風濕性關節炎而求診。檢查關節並無腫痛，只是攣縮固型（如附圖）。判斷可能診斷為弗克曼氏攣縮。

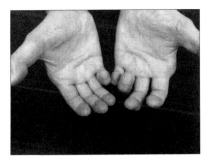
▲弗克曼氏攣縮（手部反面）。

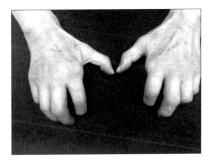
▲弗克曼氏攣縮（手部正面）。

弗克曼（Richard von Volkmann，1830～1889）為德國醫師，是第一位描述此現象的人，故以其名命名。

弗克曼氏攣縮（Volkmann's contracture）可能是由於上臂或肘部外傷或骨折，造成腔室症候群，局部腫脹壓迫臂動脈，使得肌肉纖維因缺血而壞死所引起，最常影響到屈指深肌及屈拇指長肌，使手指肌肉纖維化收緊，致失去活動能力。

若能在腔室症候群發生時立即處理，釋放壓力，促進血流，即可減輕或甚至避免弗克曼式攣縮的發生。治療方式較輕微者可復健處理，中度或嚴重者則或須手術。

手術時機通常在受傷後6個月至一年左右，常用的方法為肌肉挪位手術、肌腱移植或肌肉皮瓣移植，應可改善病人的生活品質。

2-2 類風濕性關節炎

1. 類風濕性關節炎之歷史回顧

西元123年印度有一本古醫書《揭羅迦本集》（Charaka Samhita）被尊為神聖的經典，曾描寫一種疾病會有手腳關節腫痛，可能是關節炎的首篇文字記錄。西元1591年法國醫師，也是巴黎大學校長Guillaume de Baillou，寫了第一本關節炎的書，他以風濕症（rheumatism）描述關節與肌肉發炎、酸痛、僵硬的狀況。

西元1800年一位法國醫學生Augustin-Jacob Landre-Beauvais在其畢業論文中詳細描述一種關節炎的臨床表徵，可能即為類風濕性關節炎。類風濕性關節炎（rheumatoid arthritis）的名詞則首於西元1859年由倫敦醫師Alfred Baring Garrod 爵士介紹，並寫入醫學文獻中。Watson, Buchanan和Murdoch則認為此一人類史上的新興疾病，仍處於變化中。

談到病因，Buchanan和Murdoch認為可能與慢病毒（slow virus）感染有關，也有認為與其他感染或生活方式改變，甚或工業革命有關。Gerry Weissmann 及Elliot Rosenstein 則假定，與糖由西印度運輸到歐洲，並導致牙周病，和類風濕性關節炎的發生有關。因為牙周病產生Porphyromonas gingivalis牙齦炎，會

製造peptidyl arginine deiminase酵素，此酵素使蛋白質瓜氨酸化（citrullinated），造成發炎及之後的類風濕性關節炎。

西印度糖的貿易在1755～1765年間到達巔峰，也造成英國政府課此一「上層社會的白金-糖」以重稅。此一舉措在1773年引起殖民地反彈與抗議，大量反傾銷茶與糖到歐洲。1771年前，因課稅，限制糖輸入英國僅達32萬6千磅，但至1800年，糖全年消耗已達1億6千萬磅。

茶中加糖的生活方式更已深入英國中產階級。Gladstone首相於1874年取消課稅，也使茶中加糖成為英國全民生活，唯即在此時，蛀牙及牙周病上升，類風濕性關節炎也同時被發現，因而有此一說。

類風濕性關節炎（rheumatoid arthritis）的命名Rheumatos來自於希臘文，是流動的意思；-Oid是類似的意思，即當時認為該病類似風濕熱（Rheumatic fever），而Arthr即關節，-itis則為發炎。因之合併而言，當時可能認為該病為一種類似風濕熱的遊走性關節發炎，因而命名為類風濕性關節炎。

◎ 類風濕性關節炎簡介

類風濕性關節炎以關節侵犯為主，但也有相當多關節外的臨床表徵，並清楚的顯示其為一以侵犯關節滑膜為主的全身性疾病。簡而言之，類風濕性關節炎是一種慢性、發炎性、多發性、周邊性、對稱性、破壞性的關節炎，常好發於中年女性。類風濕性關節炎因可造成嚴重的失能，不但會影響患者本身的身心狀況，同時也會影響家庭、社會，乃至於國家，所以深受重視。

2. 為何會得類風濕性關節炎？

◎ 為何會得類風濕性關節炎

　　這是經常在門診被詢問到的問題，患者滿臉焦慮狐疑，醫師也一下子說不清楚。我們試由遺傳性、環境危險因數及其他因素等三方面來討論。

◎ 類風濕性關節炎的遺傳性

　　先由家族遺傳研究切入：由同卵雙胞胎的疾病表現，家族研究和基因組廣泛連結掃瞄，已瞭解基因遺傳確實和類風濕性關節炎的發生相關。

　　最明顯的證據就是同卵雙生比異卵雙生有較高發病率；譬如，一般人得類風濕性關節炎的機會大約為1％，則類風濕性關節炎的同卵雙胞胎得病機會即約為15％，而其子女得病機會則為5～10％，顯示遺傳在類風濕性關節炎發生的重要性。

　　人類基因解碼的突破，使我們瞭解在「容易感受疾病」扮演角色的基因估計約有3萬至4萬個。這類突破更使我們渴望獲知到底是那些基因涉入了複雜的免疫疾病中。

　　談到疾病的遺傳性，迄今為止，受到最廣泛檢驗的人類基因區即位於第六對染色體短臂上的主要組織相容複合體（major histocompatibility complex, MHC）。這是一段約3.6百萬基底（megabases）的部分，包括數百個基因，而其中許多與免疫功能有關。就類風濕性關節炎的遺傳性而言，MHC大約有三分之一相

關性，也可以說是在類風濕性關節炎的遺傳上影響最大的部分。

毫無疑問的，我們咸信攸關疾病進展和容易致病的絕非單一基因。就類風濕性關節炎而言，根據兩項大型遺傳研究顯示，遺傳因素約佔六成，而環境及其他非遺傳因素約佔4成。1970年代，美國的Stastny和英國的Panayi相繼發現人類白血球表面抗原（Human Leukocyte Antigen, HLA）HLA-DR4與類風濕性關節炎的相關性。

即約70％病人帶HLA-DR4抗原，而正常人僅28％。HLA-DR4陽性者其罹病的相對危險性約為陰性的4～5倍。稍後，對MHC更詳細的研究顯示DRβ鏈與類風濕性關節炎的產生有關，此區由胺基酸70至74感受性強的表面型（epitope）為glutamine-leucine-arginine- alanine-alanine（QKRAA）或QRRAA。

在HLA-DRβ1基因中，歐洲系的以0101、0401和0404為主，而亞洲系的則以0405和0901為主。一般而言，若基因帶有DRβ1 0401和0405，其得到類風濕性關節炎的機會是無此基因者的3倍。

目前更清楚的是，HLA-DRβ1的基因表現只影響類風濕因子陽性的類風濕性關節炎，尤其是抗-環瓜氨酸（CCP）抗體陽性的類風濕性關節炎。此外，這一基因也影響疾病的嚴重度，尤其是骨關節的侵蝕破損。在MHC的其他部分中，也有少數其他基因曾

被報導，但未如前者重要。

3. 類風濕性關節炎常侵犯之關節結構

　　類風濕性關節炎好發於身體周邊小關節，通常行家一伸手，便知有沒有，所以我們由手關節開始，介紹常受侵犯之關節結構。

◎ 手關節

　　(1) **近指關節**：即手指中間，第一、二節指骨連結處的關節。

　　(2) **掌指關節**：即手掌、手指中間，由5塊掌骨和第一節指骨底構成的關節。

　　(3) **腕關節**：分為腕掌關節、橈腕關節及腕骨間關節。

　　●腕掌關節：由4塊腕骨與5塊掌骨底的關節面構成。拇指腕掌關節則由大多角骨和第一掌骨構成。

　　●橈腕關節：由橈骨腕關節面和尺骨下端關節盤的下麵構成關節窩；舟骨、月骨和三角骨互以骨間韌帶相連構成關節頭。

　　●腕骨間關節：由近側列腕骨的遠側面與遠側列腕骨的近側面構成。

　　(4) **肘關節**：肘關節是一個複合關節，由三個關節在同一關節囊內構成。包括：

　　●肱尺關節：是肘關節的主關節，由肱骨滑車與尺骨滑車切跡構成。

●肱橈關節：由肱骨小頭與橈骨的關節凹構成。

●橈尺近側關節：由橈骨環狀關節面和尺骨上端的橈切跡構成。

◎ 足關節

足關節亦屬類風濕性關節炎常好發的周邊小關節，包括：

(1) **趾關節（MTP）**：由趾骨連結而成。

(2) **踝關節**：踝關節是足部與腿相連的部位，由脛骨下端及內踝、腓骨外踝與距骨構成。關節囊有韌帶加強。內側韌帶（三角韌帶）從內側將內踝、足舟骨、距骨和跟骨連接起來；外側有距腓前、後韌帶和跟腓韌帶連結腓骨、距骨和跟骨。

(3) **膝關節**：膝關節是我們人體最大的關節，是由股骨下端的關節面、脛骨上端的關節面和髕骨關節面構成。膝關節內有半月板，有潤滑、緩衝和保護關節面的作用。膝關節囊甚為堅韌，前、後有肌肉、肌腱、韌帶保護。關節囊的前壁有髕骨和髕韌帶；兩側有脛、腓側副韌帶；後方有斜韌帶加強。它的功用主要為支撐我們的體重及提供良好的活動度，使我們能行走自如。

◎ 顳頷關節

位於兩邊耳前，人體最上方的可動關節，使用次數頻繁，是咀嚼和說話的運動中心。顳頷關節是由顳骨的下頷窩與下頷骨關節凸構成，關節內有關節盤。顳頷關節為聯合關節，必須同時活動，完成張口、閉口、前伸、後縮及向側方運動。這一周邊小關

節，偏偏也是類風濕性關節炎好發的關節位置。

◎ 肩關節

肩關節由肩胛骨的關節盂和肱骨頭構成。肩關節囊附著在關節盂緣和肱骨解剖頸上。關節囊上有喙肱韌帶，前有盂肱韌帶加強。整個肩關節的上前方有喙突，正上方有肩峰和喙肩韌帶保護。在類風濕性關節炎好發率較低，唯仍可能受侵犯。

◎ 髖關節

髖關節是股骨頭和髖臼的結合，就像一顆球嵌進一凹槽內，賴此構造，使髖關節具有極佳的穩定性。它與髖臼盂緣和橫韌帶一起將股骨頭包起來。關節囊很堅韌，不但包繞關節，還包繞股骨頸。

關節囊前為髂股韌帶，限制髖關節過伸；前下方為恥骨囊韌帶，限制大腿外展；後面為坐骨囊韌帶，限制大腿的內收。在一般活動中，需要以髖關節為支撐點來平衡體重，所以髖關節要承受比體重多好幾倍的壓力。當病人抱怨髖關節疼痛，須考慮類風濕性關節炎侵犯或曾長期服用類固醇致引起關節壞死。

以上所述皆為類風濕性關節炎常侵犯的關節，因皆屬可動關節，所以關節腔內皆有滑膜組織，也因滑膜組織即為類風濕性關節炎的病灶所在；因此病人常發病於此，更是病人臨床上抱怨關節疼痛腫脹的所在。瞭解類風濕性關節炎好發關節的位置與結構，就更能提早掌握疾病的變化，多一分認識，多一些維護，並即早因應，就應能減少其破壞與變化。

4. 類風濕性關節炎的流行病學

流行病學主要是描述某種疾病在人口中蔓延的情形，通常藉由疾病的發生率和盛行率來描述。

(1) **何謂疾病發生率**：疾病發生率為某特定疾病在單一時間點或一段期間內，其新增病人的人數佔特定地區人口數的比例，若比例越大，表示罹患該疾病的機率也相對較大。

(2) **何謂盛行率**：盛行率為特定疾病在單一時間點或一段期間內，其罹患疾病人數佔特定地區總人口數的比例。

發生率和盛行率的差別在前者是指「新增」病例，後者則是所有（新舊皆算）現存病例。類風濕性關節炎的發生率在各人種與各國間有差異性，若以每10萬人口的發生率為計，且不細究研究年代，我們依由高而低順序排列如下：

美國42～44.6，芬蘭31.7～36，挪威25.7～28.7，瑞典24，希臘15～36，台灣15.8，法國8.8，日本8。

這些調查中顯示類風濕性關節炎在美國，似較北歐、歐洲、日本及台灣的發生率皆高。類風濕性關節炎的發生率隨年齡增加而上升，直到80歲才驟降，女性的發生高峰在55到64歲，男性則甚至到75歲達到高峰，唯類風濕性關節炎的發生率，在近些年似乎有逐漸下降的趨勢。

類風濕性關節炎的盛行率，若以每10萬人口為計，且不細究研究年代，我們依由高而低順序排列如下：阿根廷1970，日本1700，美國1100，台灣930，英國810，芬蘭800，印度750，

49

希臘680，法國620，瑞典510，愛爾蘭500，西班牙500，土耳其490，義大利460，挪威440，匈牙利370，中國280，沙烏地阿拉伯220。

　　無論發生率或盛行率都隨著年齡，性別，人種乃至於地理環境而有差異，簡要而言，類風濕性關節炎的發生率大約在十萬分之15～30，盛行率大約在十萬分之1000（千分之一），台灣每年新增病人數約為3500人，台灣地區病人數約有18～20萬人，而且女性約為男性2～3倍，尤其以30～50歲中年女性為最。

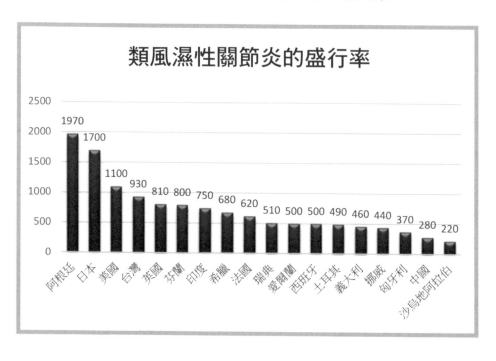

5. 類風濕因子

類風濕因子（rheumatoid factor; RF）是一種自體免疫抗體，多為免疫球蛋白M（IgM）。是對抗Fc部位醣化時有缺陷的免疫球蛋白G（IgG）所產生的抗體。類風濕因子只在70～80％的類風濕性關節炎病患身上出現，因此如果類風濕因子陰性，並不能排除類風濕性關節炎。

類風濕因子專一性也不高，可能出現的情況包括：其他的風濕免疫疾病，如全身性紅斑性狼瘡（SLE）、硬皮症、修格連氏症候群（Sjögren´s syndrome）等；病毒感染，如AIDS、B型肝炎、C型肝炎、流感、疫苗注射後；寄生蟲感染；慢性細菌性感染，如結核病、梅毒、麻瘋、心內膜炎、沙門菌等；癌症，如白血病、淋巴癌等；以及原發性冷凝球蛋白血症（cryoglobulinemia）、類肉瘤病等。

此外，類風濕因子在5～10％正常健康人也可能檢測到。也就是說，即使類風濕因子陽性，也無法據以診斷類風濕性關節炎。當然，若類風濕因子效價或濃度甚高，仍有診斷或預後較差的意義。

6. 類風濕結節

大約20～30％的類風濕性關節炎病人會有類風濕結節（rheumatoid nodule），且血液中常伴隨有類風濕因子，但國人一般則較少見類風濕結節。

類風濕結節的直徑約為0.2～1.0公分大小，發生原因可能與局部受傷有關，局部受傷導致小動脈發炎，進而引起組織細胞和纖維母細胞增生而產生結節。

　　結節多出現於手指、手肘的外側伸展面或其他受到壓迫的部位，如頭枕部，長期臥床的病人的臀部也可能出現。這種小結節有的可以移動，但附著於肌腱或骨膜的則不能移動，通常硬而不痛，有囊狀感。有結節的患者多數是病情較嚴重，且關節多已受到破壞。

　　其他可能出現類風濕結節的部位，還有聲帶（可導致聲音沙啞）、鞏膜（可導致眼球穿孔）、心臟、肺部、軟腦膜等。

7. 抗環瓜氨酸抗體

　　抗環瓜氨酸抗體（anti-cyclic citrullinated peptide antibody, anti-CCP），屬於1964年即被發現的抗纖維蛋白抗體（anti-filaggrin）族群，原本測試敏感度低，後來經過不斷的研發，取其有效的抗原成分，乃製成可測得Anti-CCP抗體，其敏感度可與類風濕因子相當。

　　因此如果anti-CCP陰性，同樣並不能排除類風濕性關節炎。但anti-CCP診斷類風濕性關節炎的專一性則可高達百分之九十五以上。在其他非類風濕性關節炎的自體免疫疾病或慢性感染疾病，出現的機會非常的低，只見於少數陣發性風濕症（palindromic rheumatism）病人。更有研究指出若類風濕因子與抗環瓜氨酸抗體皆為陽性，則類風濕性關節炎診斷正確性高達

99.5％。

　　根據研究同時指出anti-CCP陽性的類風濕性關節炎病人比陰性的病人較早出現骨頭破壞，且破壞的速度也較快，所以可做為預後指標，因此anti-CCP陽性的病人應儘早啟動積極治療。另根據一項使用血庫冰存的血所做的研究顯示，類風濕性關節炎病人在臨床症狀未出現的九年前就可驗出此抗體，因此anti-CCP似乎可用來當成早期診斷或篩檢類風濕性關節炎的一個指標。Anti-CCP若與類風濕因子皆為陽性，也較易產生類風濕性關節炎的關節以外表徵。

8. 酒與類風濕性關節炎

　　喝酒對類風濕性關節炎（RA）的影響分析，根據1946～2013年，8個前瞻性研究，包括1878位RA病人，及195029位對照組的整合分析顯示，小量或中量飲酒似有預防RA發生的作用。如不喝酒得RA機會為1，則每日喝3克的酒，得RA機會減為0.93；每日喝9克的酒，得RA機會減為0.86；每日喝12克的酒，得RA機會減為0.88；每日喝15克的酒，得RA機會減為0.91；每日喝30克的酒，得RA機會則跳升為1.28。女性小量或中量飲酒，可減少19％RA發生率。如不論性別，10年以上的小量或中量飲酒，可減少17％RA發生率。

　　該研究剛發表於風濕科最佳的雜誌（ARD），自有其可信度，但僅提供一個角度看這件事，喝酒其他負面影響則未排除，且若每日喝超過30克的酒，得RA的相對危險即已提高。

計算公式：

（飲酒量 X 酒精度數／百分比）X 0.79（酒精比重）= 酒精重量

- 酒精重量X7克=熱量（kcal）

- 台灣啤酒：600ml X 4.5／100 X 0.79 = 21.33克

- 即一瓶600ml台灣啤酒相當喝了21克的酒精重量。

- 若為高粱：20ml X 58% X 0.79 = 9.164克

9. 吸菸與類風濕性關節炎

　　吸菸已被確認為罹患類風濕性關節炎（RA）的危險因數。2010年發表於風濕科最佳雜誌《ARD》（ARD 2010；69:70）的論文即指出，經由整合分析（Meta-analysis），曾吸菸者比從未吸菸者，多出40％危險性易得到RA。其主要原因一般認為是菸激化免疫系統產生大量抗環瓜氨酸抗體（CCP），而誘發RA。

　　2014年剛發表於Arthritis research & therapy整合分析研究顯示，RA的發生不但與吸菸有關，也與吸菸量有關，尤其是類風濕因子陽性患者影響更大。奉勸菸癮君子必須及時戒菸，或至少要減少吸菸。

　　由類風濕性關節炎（RA）滑膜表現型（phenotype），可預測生物製劑治療反應。生物製劑推陳出新，在標靶治療的光環下，到底該如何選擇，且為何有的病人使用效果奇佳，有的則反應差？我們有沒有機會預知？

2014年發表在arthritis research & therapy（16:R90）的研究報告指出，RA的滑膜有四個主要表現型，分別為lymphoid（淋巴型），myeloid（骨髓型），low inflammatory（低發炎型），及fibroid（纖維型），皆各自有其基因表現。其中帶有骨髓型的滑膜的基因表現，對抗腫瘤壞死因子（anti-TNF）治療的效應佳。

骨髓型的滑膜在血液中則表現較高的細胞間粘連分子（sICAM-1），而淋巴型的滑膜在血液中則表現較高的趨化因數（CXCL-13）；對抗腫瘤壞死因子治療效果較佳的，通常是高sICAM-1，低CXCL13，而低sICAM-1，高CXCL13則對抗第六介白質治療的效果較好。

這樣的結果起因於RA潛在複雜的分子及細胞多樣性，致標靶治療亦面臨是否針對正確標靶的問題；這類研究可解釋為何臨床治療會有差異性，更為尋找血清生物標記以預估療效，給予正面鼓舞。未來應可根據這些標記做最適切有效的個人化治療。

10. 類風濕性關節炎增加早產機會

丹麥團隊在今年11月13日發表在Arthritis & Rheumatology文章顯示，母親若罹患類風濕性關節炎，嬰兒可能會早產，且體重較一般為低。這個研究包括2101位RA病人，經調整母親年齡、教育、生產年齡等因素後，檢視嬰兒早產率是無此病健康婦女的1.48倍，且出生而體重平均減少87.04克。

另嬰兒身長，頭圍則不受影響，造成影響的因素可能包括子宮內相對發炎的環境，遺傳因數及藥物。不過除了嬰兒小且早，

基本上是類風濕性關節炎懷孕及生產是安全的。

11. 膽固醇血症對關節的影響

2013年發表在Arthritis Research & Therapy的動物實驗文章，研究高膽固醇血症對關節的影響。18隻兔子餵食高脂肪飼料，另15隻兔子則餵食正常飼料，兩組各一半的兔子經由關節內注射卵白蛋白誘發慢性關節炎。

結果顯示兔子餵食高脂肪飼料其血中的全膽固醇、三酸甘油酯及發炎指數（CRP），皆較餵食正常飼料者為高，而滑膜發炎程度、蝕骨細胞數目、血管充血狀態、骨頭破壞程度在關節炎兔子餵食高脂肪飼料群亦皆較關節炎兔子，但餵食正常飼料群為高。

研究結論為血中高膽固醇確實可以造成慢性關節炎兔子的關節組織更為破壞。雖然類似實驗在人類較難完成，但動物實驗正由於干擾因素少，所以仍有極高參考價值。

換句話說，如罹患慢性關節炎，即應注意血液中脂肪值，若血脂太高，不但無益於心臟血管，且更可能會加重關節病變。

12. 類風濕性關節炎的倦怠感

倦怠感，英文稱為fatigue，是類風濕性關節炎病人最常見的症狀之一。病人常感覺莫名的倦怠，就是怎麼睡也睡不飽，或是剛醒過來就累得要命的渾身提不起勁。過去認為與體內發炎反應有關，就像感冒時的感覺一樣；但有時明明關節發炎已受控制，病人卻仍

擺脫不了倦怠感，顯然其促成的因數仍有不十分清楚之處。

2016年4月發表於Clinical and Experimental Rheumatology 的文章，一共研究了228位類風濕性關節炎的病人，並收集了這些病人的倦怠狀況、疾病特性、心理社會因素及行為影響的資料。研究將病人分為無嚴重倦怠感（CIS-倦怠感<35），及有嚴重倦怠感（CIS-倦怠感 ≧35）兩組，並研究可能的影響因數包括：關節疼痛程度、身體功能、心情、感覺病情已受到良好控制及睡眠品質等。

結果顯示，較差的睡眠品質和身體功能與較嚴重的倦怠感呈現正相關性。而感覺病情控制不佳則與較多的心情波動、較強的疼痛感、與較差的身體功能相關。較多的心情波動又與較差的睡眠品質相關，而較強的疼痛感則與較差的身體功能相關。

綜合以上研究發現，我們可以瞭解，類風濕性關節炎病人的倦怠感可直接受到較差的睡眠品質和身體功能的影響，間接再被感覺病情控制不佳、較多的心情波動和較強的疼痛感所影響。

如果病友們也有類似的倦怠感，除了請專科醫師盡量控制關節發炎外，就應先以上述幾點為基準，試著瞭解倦怠可能的成因，包括睡眠品質、身體功能、自我感覺、心情管控等因素，並經由適當的藥物治療、心理諮商、家人支持及運動社交，設法降低這些問題的影響，從而有效改善類風濕性關節炎病人的倦怠感，並重拾活力。

13. 類風濕性關節炎感染評估

　　風濕性關節炎病人使用生物製劑產生嚴重感染的危險性評估。許多類風濕性關節炎病人在準備接受生物製劑治療時，都擔心副作用，尤其是擔心增加感染的機會。

　　2015年5月19日由Singh JA等醫師，發表於《Lancet刺絡針》雜誌，將106個臨床試驗，做整合性文獻回顧性分析，其研究結果顯示，與傳統僅用滅殺除癌錠（methotrexate，MTX）的群組比較，使用標準劑量生物製劑者，產生嚴重感染的比例為1.31倍；而若用高劑量生物製劑，則為1.9倍；若使用生物製劑劑量低於標準，則僅為0.93倍。

　　此外，使用標準劑量生物製劑者，產生嚴重感染的的比率為每年千分之6；但若併用MTX，則升高為每年千分之55。

　　該研究結果顯示，生物製劑固然藥效明顯，但也確實可能稍增嚴重感染的的機會。如果使用劑量稍低，也許更能在藥效與副作用間兩全其美。另即MTX的併用，固然在藥效上相得益彰，但也必須多顧慮嚴重感染的預防，值得我們深思。

14. 類風濕性關節炎與手術

　　常有類風濕性關節炎病友詢問在接受手術的應注意事項，當然立刻想到的就是暫停抗凝血劑以免傷口出血，及減量或停用免疫抑制劑以免傷口感染或延遲傷口癒合等。

　　此外，由過去國際上已經發表的研究報告得知，類風濕性關

節炎患者較一般民眾有較高的心肌梗塞及梗塞後死亡的危險，且在手術過程中也會有較高產生心肌梗塞的機會。

2016年3月發表於Arthritis Research & Therapy的文章，則針對類風濕性關節炎患者在關節手術後，產生心肌梗塞及梗塞後死亡的危險與一般民眾做比較。

研究收集2000年7月到2007年6月澳洲接受關節手術的資料，在調整年齡、性別、社經地位、其他同時罹患的其他疾病等因素後，再比較類風濕性關節炎患者與非類風濕性關節炎者，在關節手術後6周與12個月產生心肌梗塞及梗塞後死亡的案例差別。

在7年的資料庫中，共有240571位病人，合計接受了308589次關節手術，其中3654次為類風濕性關節炎患者，佔全部的1.2％。在關節手術後6周時，類風濕性關節炎患者與非類風濕性關節炎者比較，產生心肌梗塞的案例為1.5倍；不計原因的死亡為1.85倍；因心血管疾病造成的死亡為1.9倍。

而在關節手術後12個月時，不計原因的死亡為2.18倍；因心血管疾病造成的死亡為2.3倍。若排除髖關節與膝關節置換術，則在關節手術後6周及在關節手術後12個月時，產生心肌梗塞的案例分別為2.32倍及2.2倍，但在死亡率上則無差異。

這個研究結果顯示，雖然造成差異的原因猶待進一步釐清，但至少必須提醒類風濕性關節炎患者，若需要接受手術治療，包括關節手術，即使在術後一年內仍須高度留意心血管疾病的併發，尤其是已有相關危險因子者。

15. 類風濕性關節炎與氣候

　　即將進入梅雨季節，乍暖還寒偶陣雨，天氣仍然極不穩定。許多關節炎病友紛紛抱怨關節疼痛總在雨前或氣溫驟降時加重，總說比氣象局還準，爭相比較準確度與預測能力。這類說法到底有沒有科學依據，或僅止於牽強附會的個人感受。

　　2007年美國塔虎茲（Tufts）大學的研究顯示，溫度每降低10度，即可明顯增加關節炎疼痛；此外，相對的低氣壓、溫度下降皆會增加疼痛。研究人員並不確定其原因，但臆測和大氣環境改變，如氣壓降低對關節囊減少了束縛，使關節更肆意腫脹，進一步壓迫關節周邊神經，而刺激疼痛有關。

　　2004年7月發表在J Rheumatology的研究也顯示濕度與溫度會影響類風濕性關節炎的症狀，這也是為什麼居住在較溫暖乾燥的氣候，關節疼痛會減輕的原因。不過確認的是，氣候變化基本上只影響關節炎的症狀，尤其是疼痛，卻不至影響類風濕性關節炎真正的病程。

　　結論是寒冷潮濕的確會加重關節炎的僵硬疼痛症狀；相對的，溫暖乾燥則較舒適有益。因此病友除考慮居住地點環境，也要在氣候變化時，多注意除濕、保暖、空調等應變措施，才能常保安康。

16. 類風濕性關節炎與糖尿病

2014年12月24日發表於Clinical and Experimental Rheumatology整合19個研究的資料顯示,罹患類風濕性關節炎確實會增加糖尿病發生機率,且不論是第一型或第二型糖尿病。如您有三多症狀（吃、喝、排泄多）,且有家族史,就需要多注意。

17. 風濕病與心血管疾病

2015年2月發表於最好的風濕科雜誌《Ann Rheum Dis》,一項由英國學者從1944年到2010年,包括從18～89歲共8706位乾癬性關節炎、41752位類風濕關節炎病人、138424位皮膚乾癬病人及81573位健康對照者的縱貫式研究,主要分析包括因心血管疾病死亡、心肌梗塞、中風等狀況的危險性。

在經調整傳統的危險因子後,整體而言,相較於健康對照組,乾癬性關節炎未服用疾病修飾抗風濕藥物（DMARD）,類風濕關節炎未服用DMARD,以及類風濕關節炎併用DMARD,以及乾癬患者未服用DMARD,及併用DMARD者,其危險倍數分別為1.24、1.39、1.58、1.08、1.42倍。

顯示罹患這類疾病必須特別注意併發心血管疾病,尤其是併用疾病修飾抗風濕藥物者。臨床上,我們要提醒的就是注意飲食及生活習慣,避免三高、吸菸、肥胖等因素,並規律運動來照顧好身體,適時的心臟科會診也是必要的。

18. 類風濕性關節炎與癌症

2015年8月發表於《Arthritis Research & Therapy》雜誌的研究，在綜合了源自2008～2014國際醫學網站Embase、Medline等文章後的分析顯示，類風濕性關節炎病友較一般健康者，仍然是淋巴癌和肺癌發生機會較多，大腸癌與乳癌則較少，而子宮頸癌、攝護腺癌及黑色素細胞癌則無差異。

唯該報導並未針對使用的藥物再做分析，因此無法瞭解這樣的結果與使用藥物之間，無論是傳統非生物製劑或生物製劑有無任何關連。但無論如何，這個研究仍然提供我們注意的方向，值得參考。

19. 沮喪和焦慮預測類風濕性關節炎

2016年4月剛發表在風濕學《Rheumatology（Oxford）》雜誌的文章，主要在研究沮喪和焦慮症狀和類風濕性關節炎的治療反應，以及長期身體健康狀況之間的關係。

該研究收集包括進入研究前的基礎值及之後每隔6個月，且至少長達兩年的臨床試驗數據，並做二次分析，檢視沮喪和焦慮症狀對類風濕性關節炎的影響。研究以EuroQoL（EQ-5DTM）代表沮喪和焦慮症狀的嚴重性，以疾病活躍指標DAS28代表類風濕性關節炎的嚴重性，以HAQ評估身體的活動力。此外，也以有疼痛及腫脹狀況的關節數量、病人自我對病情的整體評估、紅血球沉降速率（ESR），及到達臨床緩解狀況的次數再做評估。

在進入研究的379位類風濕性關節炎病人中，經調整變數後，發現一開始時的沮喪和焦慮症狀與DAS28及關節疼痛的數量就有相關性，而持續性的沮喪和焦慮症狀則與DAS28的增加、HAQ分數、關節疼痛的數量、病人病情整體自評，以及到達臨床緩解的次數皆具相關性。

一開始即有沮喪和焦慮症狀的病人，相較於一開始沒有沮喪和焦慮症狀的病人，對類固醇的治療效果也會有50％的減少。研究結論顯示，疾病開始時及之後持續性的沮喪和焦慮症狀，不但代表較差的健康狀況，也代表較差的治療效應。這個研究結果證明，心理狀態確實影響身體狀況，甚至是對藥物的反應。

因此之故，罹患類風濕性關節炎，甚或其他自體免疫疾病的病人，皆宜保持健康開朗的心情，拋開內心的糾結，盡量自我調適，與病為友，坦然面對；而醫師除了要注意病人的身體狀況，還要嘗試用藥物減輕病人的沮喪和焦慮，或在門診編織一些溫熱的笑話，多做心理的支持和鼓勵，才能更有效的改善疾病的活躍性，及對治療的反應。

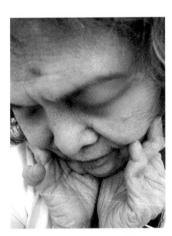

▲持續性的沮喪和焦慮症狀，證明心理狀態確實影響身體狀況，甚至是對藥物的反應。

20. CRP 發炎指數

　　C-反應蛋白（CRP，C-Reactive Protein），是一種發炎細胞激素第六介白質刺激肝臟所生成的特殊蛋白，因為對肺炎球菌的C多醣體會有反應，所以叫做C-反應蛋白。當體內有急性炎症、細菌感染、組織的破壞、惡性腫瘤等病變時，很快就會出現，且隨著病情變化，很快上升下降，是一種急性期反應蛋白（acute phase reactant protein）。臨床上，是監測類風濕性關節炎、僵直性脊椎炎等發炎變化的重要指標。

　　但CRP檢查也是一種非特異性（不是針對某一種特定疾病才呈陽性反應）的檢查，任何急性炎症反應或組織破壞皆可能影響其數值。因此一般皆會提醒病友，如有感冒或其他身體不適都暫不要測，以免影響對關節炎發炎狀況的判斷。

　　CRP的臨床意義和ESR（紅血球沉降速率）相似，皆為發炎變化的指標，但比ESR更敏感，且不像ESR，會受到貧血、多血症、鬱血性心衰竭、高丙型球蛋白症等疾病的影響。基本上CRP高了，就表示身體有些狀況了。

◎ 冷凝球蛋白

　　冷凝球蛋白（cryoglobulins）是指在血液中出現一種或以上的免疫球蛋白，當溫度低於37℃時會沉澱，並在溫度升高後溶解。冷凝球蛋白可分為三型：

　　(1) 第一型：是由單一免疫球蛋白（Ig）（IgG、IgA、IgM，任一型）所組成，常發生於多發性骨髓瘤或血癌病人，且常不具

有類風濕因子活性。

(2) **第二型和第三型**：則是混合型免疫球蛋白，包括IgG和對抗IgG的類風濕因子（多為IgM），而如IgM為單株抗體即屬第二型，若IgM為多株抗體即屬第三型，且都具有類風濕因子活性。

第二型和第三型之所謂混合型冷凝球蛋白血症，常續發於其他疾病，如慢性感染（如感染性心內膜炎、病毒性肝炎）或自體免疫疾病（如全身性紅斑性狼瘡或類風濕性關節炎）等。

混合型冷凝球蛋白血症的臨床表徵	
1.主要發生在中年人	2.女性較多（女／男：3／1）

臨床上因為冷凝球蛋白在遇冷時，可在身體各處沉積，因而產生各種不同症狀：典型且常見的包括感覺虛弱、關節疼痛及雷諾氏症候群或紫斑。另可見肝功能異常、腎絲球炎、周邊神經痛、肺臟侵犯、發燒、乾燥症等表現。

在實驗室檢查方面則可抽血，將血清置於4℃一周，此時試管底部會有白色沉澱，若加熱至37℃後會溶解，即可確診是冷凝球蛋白血症。且病人通常會合併有補體（血液中的蛋白質或糖蛋白）下降的情形。

在台灣，C型肝炎為最常見引起混合型冷凝球蛋白血症之病症，約佔5～7成，事實上，B型和C型肝炎病毒都是重要的致病原因。

在治療方面，輕微的皮膚或關節症狀，可以用非類固醇性抗

發炎藥（NSAID）或小劑量類固醇來控制，但若體內重要器官受到影響（如引發腎絲球腎炎或漿膜炎等），則需以較大劑量類固醇、免疫抑制劑甚或血漿置換術等治療。此外，以干擾素治療因C型肝炎引起之冷凝球蛋白血症亦有許多成功的案例。

如若病友們在肢端有觸痛的出血性斑點、紫斑，或有長時間無法癒合的傷口，即應盡速尋求專業醫師的意見，確定診斷並對症下藥。

◎ 紅血球沉降速率

紅血球沉降速率（Erythrocyte sedimentation rate，ESR）是在1897年由波蘭醫師埃德蒙•比爾奈伊（Edmund Biernacki）發明。因此紅血球沉降速率亦被稱為Biernacki反應，簡稱血沉，是指紅血球在1小時內沉降的速率。

紅血球沉降速率是一個常用的血液學測試，也是炎症反應的非特異性指標。測量時，我們將抗凝血液放置在直立管（稱為Westergren管），並記錄紅血球沉降的距離，以毫米／小時（mm／h）為單位報告紅血球的沉降率。當年為住院醫師時，我們用Westergren管自己做，當然準確度較差，現在紅血球沉降率測試通常都是由臨床實驗室的自動化分析儀執行，非常快速。

紅血球沉降速率是依靠纖維蛋白原（fibrinogen）和紅血球抗沉降的兩大因素，即紅血球負電荷等與沉降有關的因素之間的平衡，和紅血球間互相排斥而保持懸浮的穩定性。在發炎狀況下，血液中纖維蛋白原的量升高，使得紅血球易於黏附而成串，

即形成錢串狀紅血球，使血沉的速率變快，則為紅血球沉降速率（ESR）高，即表示發炎厲害。

　　如同CRP的非專一性，懷孕或任何原因的炎症反應都會引起紅血球沉降速率的升高。紅血球增多症、鐮狀細胞貧血、遺傳性球形紅血球增多症和充血性心臟衰竭時，紅血球沉降率會降低。研究證實血沉值有隨年齡的增加而升高的趨勢，女性的紅血球沉降率正常參考值比男性略高。而且在貧血時和黑人中數值也會增加。目前已經被廣泛使用的正常值公式：

ESR（毫米／小時）≦〔年齡＋10（女性）〕／2

2-3 全身性紅斑性狼瘡

1. 狼瘡命名

全身性紅斑性狼瘡（Systemic Lupus Erythematosus, SLE）Lupus：拉丁文：狼，13世紀，Rogerius醫師首先描述病人面部有彷彿狼咬的斑痕，稱為狼瘡。Lupus Erythematosus：1850年，法國Cazenave醫師第一次依臨床所見，以紅斑性狼瘡（lupus erythematosus）描述此病。

Butterfly：1856年，維也納Von Hebra醫師展示了狼瘡圖像，因皮疹多橫跨鼻樑，且分布兩頰，宛若蝴蝶，則以蝴蝶斑為特徵。Systemic Lupus Erythematosus：1872年，維也納Moretz Kaposi醫師第一次認知了該病有全身（systemic）侵犯的特徵，1904年再由William Osler and Jadassohn做了更詳盡的描述而定名。

蝴蝶神秘而美麗，是花的媒人，風的使者。蝶卵約一周發育為幼蟲，蟲吐絲結蛹，蝶破蛹而出，揮舞斑斕的翅，恣意飛翔。願天下蝴蝶，享受生活、綻放生命，活得優雅而美麗。

2. 可能引起光敏感反應的藥物

氣候炎熱，陽光普照，溫度向破紀錄奔去，戶外紫外線經常超標，許多自體免疫疾病，尤其是全身性紅斑性狼瘡病人，常對陽光敏感，不但皮膚刺紅且更會激發病情活躍，此時除了要避免曝曬、遮陽、使用防曬霜之外，還要注意併用的藥物，以避免加重皮膚紅斑。這些可能引起光敏感反應的藥物包括以下幾類：

（1）利尿劑：thiazide類。使用thiazide類的利尿劑早已被報告可能加重或激活全身性紅斑性狼瘡，包括皮膚病變。

（2）非類固醇抗發炎藥物（Nonsteroidal anti-inflammatory drug,NSAID）：尤其是phenylpropionic acid 衍生物：如benoxaprofen、carprofen、ketoprofen、tiaprofenic acid、必樂康piroxicam，和拿撲摟naproxen。

（3）抗生素：四環黴素、磺胺類抗生素。

（4）心血管用藥：抗心律不整劑（procainamide、amiodarone）、降血壓藥物（hydralazine，apresoline）、血管收縮素轉換酵素抑制劑（angiotensin converting enzyme inhibitors，ACEI）等。

（5）糖尿病降血醣用藥：如sulfonylureas。

病友可自行比對常用藥物，是否有如上述，如有疑問可諮詢醫師或藥師以解惑，並盡量避免，以安度炎炎夏日。

3. 皮膚盤狀狼瘡為狼瘡性腎炎的重要保護因子

門診許多年輕女性狼瘡病友總對皮膚上令人困擾的盤狀狼瘡病灶憂煩不已，認為有礙觀瞻。盤狀紅斑狼瘡（Discoid Lupus Erythematosus）為狼瘡皮膚表徵之一，其特徵是有界限清楚的紅色斑塊、毛囊阻塞、鱗屑、毛細血管擴張以及皮膚萎縮凹陷等。

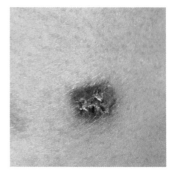

▲盤狀狼瘡病灶。

2016年5月發表在國外狼瘡《Lupus》雜誌的文章指出，早期皮膚盤狀狼瘡病灶的出現，反而是後期產生狼瘡性腎炎的重要保護因子。

該研究囊括九個拉丁美洲國家，合計845位病人的醫療記錄，以第一次被醫師診斷為全身性紅斑性狼瘡時就有皮膚盤狀狼瘡做為檢測症狀，再檢視到產生新的狼瘡性腎炎所經過的時間，觀察兩者之間的關連性。

結果顯示，在845位病人中，204位（24.1％）在診斷為全身性紅斑性狼瘡後產生新的狼瘡性腎炎，其中只有10位（4.9％）病人在診斷之初就有皮膚盤狀狼瘡；另641位始終沒有產生新的狼瘡性腎炎的病人，則有83位（12.9％）病人在診斷之初就有皮膚盤狀狼瘡，兩者間有明顯差異。

在全身性紅斑性狼瘡診斷後1和5年，產生新的狼瘡性腎炎

的累積比率，有皮膚盤狀狼瘡的病人群組為6％和14％，而在無皮膚盤狀狼瘡的病人群組，則為14％和29％，兩組間亦有明顯差異。

以上差異現象在經過調整社經狀況、個人年齡、種族、疾病活躍性等因素後亦無改變，顯示診斷初始的皮膚盤狀狼瘡表，確是狼瘡性腎炎的保護因子，亦即可減少或減緩狼瘡性腎炎的發生。

這個研究結果，對臨床醫師和病人而言，都增加了一個疾病預後判斷的指標，也就是在知其然方面又有了突破，未來則需要再進一步研究，才能知其所以然。但至少對於狼瘡病友，如若皮膚上有盤狀狼瘡病灶，而對外觀感到懊惱時，也無須完全自怨自艾，畢竟裡子也許比面子還重要。

4. 尿蛋白

正常值：健康成人每天24小時的尿液蛋白質排出量應小於150毫克。

為何會有尿蛋白：尿液的過濾和排出，主要靠腎絲球把關，幾乎只容許水及半徑小於1.5奈米的分子通過；近側腎小管則負責第二線把關，將通過腎絲球的低分子量尿蛋白再完全吸收回去，因此正常情況下僅有極微量尿蛋白流出。但若腎絲球發炎導致通透性增加或腎小管再吸收功能異常時，排出的尿蛋白即自然會增加。

◎ 尿蛋白的測量法

(1) Dipstick試紙測定

用來檢測單次小便，快速便捷，是一般例行性測量尿蛋白的方法。不過重點是試紙只能偵測尿中的白蛋白，而不能偵測白蛋白以外的其它小分子免疫球蛋白，且單次隨機的尿液檢體，容易受喝水量及食物的影響，成份可能被稀釋或濃縮，因此在不同時間採檢的尿液，蛋白濃度差異較大，報告也較粗糙，例如：1+～4+分別代表100c.c.尿液中的尿蛋白為30mg、100mg、100～300mg及>300mg。

若以每日尿液1000c.c.計算，也要在尿液中的白蛋白超過300mg時，試紙才會呈現陽性反應。這樣的檢測，當然敏感度與準確性都是相對較低的。

(2) 測定24小時尿蛋白

此為黃金標準法。即直接收集24小時小便，由當日第二泡一直收集到翌日第一泡，常用免疫化學分析法或比色法偵測尿液中所有的蛋白質，可謂萬無一失。當然此方法也有缺點，因為24小時內的每次尿液都要收集，會造成集尿者不便，因此經常發生漏採狀況。

(3) 利用「尿蛋白／肌酐酸」比值推估24小時尿蛋白量

由於一般集尿者並不具有防止污染及無菌觀念，自行收集24小時尿液，常會發生檢體保存不當及滋生細菌等情形，因此24小

時尿蛋白的結果也經常是會有誤差的。

近來研究發現，因為肌酐酸是肌肉代謝的產物，通常會以穩定的速率釋放到血液當中，再以穩定的速率廓清至尿液中。因此，將尿液蛋白質的濃度除以尿液肌酐酸的濃度，便能抵消喝水量造成尿液的稀釋或濃縮的效應，所以能較客觀的評估尿蛋白的排出量。

將單次採集尿液的尿蛋白濃度（mg/dL）除以肌酐酸濃度（mg/dL）所得的比值（protein/creatinine ratio），會和24小時尿液的尿蛋白有著極佳的相關性，甚至有研究認為其比值可用來粗略預估24小時尿蛋白的量。

例如某單次尿液中的尿蛋白濃度為60mg/dL，肌酐酸為30mg/dL，則「尿蛋白/肌酐酸」比值為2（即60/30），則可粗略估計受檢者24小時尿蛋白量可能在2克左右。正常人之尿蛋白／肌酐酸比值通常小於0.2；比值0.2代表每日尿蛋白排出量介於150～200毫克。此比值也可用來區分腎絲球病變和腎小管間質病變，例如腎絲球病變的比值常大於2.0；腎小管間質病變的比值很少超過1.5。

● **影響蛋白尿的因素**：蛋白尿的產生可能只是腎血管血流改變所造成的暫時性變化，如發燒、脫水、發炎、劇烈運動、姿勢等，都可能影響蛋白尿的產生，但也可能是腎臟及心臟疾病造成的影響。

● **原發性的蛋白尿**：包括腎絲球疾病、微小變化腎病變、不明原因性膜性腎病變、局部小節性腎絲球腎炎、膜增生性腎絲球

腎炎、免疫球蛋白A腎病變。

●**次發性的蛋白尿**：包括腎絲球疾病，如糖尿病、全身性紅斑性狼瘡、類澱粉沉積症、子癇前症、感染症、腸胃道及肺部癌症、淋巴瘤、移植腎排斥、藥物引起的腎絲球病變、高血壓腎絲球硬化症、腎小管及間質疾病、尿酸腎病變、重金屬中毒、鐮刀形細胞貧血、非類固醇類消炎止痛藥、某些抗生素、血紅蛋白尿、肌球蛋白尿、多發性骨髓瘤等。

(4) 蛋白尿的影響

長時間的蛋白尿會造成「前發炎性細胞激素」及「致生纖維性細胞激素」的產生，進而造成進行性腎絲球硬化症、腎小管萎縮、腎間質纖維化、腎臟功能衰退等慢性腎病變。

●**蛋白尿的處理**：微量白蛋白尿對心血管疾病的致病機轉，還不是很明確，但目前多認為微量白蛋白尿可反應全身性心血管內皮組織功能障礙，因此利用血管收縮素轉換酵素抑制劑（ACEI）及血管收縮素II接受器阻斷劑（ARB）應可改善蛋白尿及減少心血管併發症。此外就是要設法根除或控制疾病本身，才能減少蛋白尿的發生。

5. 狼瘡性腎炎

2014年11月美國風濕學院的年會中，來自約翰霍普金斯大學狼瘡中心的Michelle Petri教授，和英國倫敦大學狼瘡中心的Lightstone教授，兩位傑出狼瘡專家同時認為，治療狼瘡腎炎，需

要採用多目標聯合治療的方式，齊頭並進，以求有效地控制，並減少副作用，同時促進生活的品質。

Petri教授認為，需要針對不同的目標，採取積極的聯合治療方式。於急性期，可能的內容包括：

(1) **控制血壓**：使用血管張力素轉換酶抑制劑（angiotensin-converting enzyme inhibitor, ACE-I），或血管張力素第二型接受器阻斷劑（angiotensin receptor blocker, ARB）來控制血壓，並保護腎功能，且減少纖維化。

(2) **維護腎功能**：使用奎寧hydroxychloroquine以及mycophenolate mofetil MMF來（Cellcept,山喜多）增進或維護腎臟的功能。

(3) **維生素D**：對於疾病的活躍性及小便中的蛋白質／肌酸甘比值亦有助益。

(4) **其他**：對於懷孕的婦女，她強調要持續的治療，因為腎活性在懷孕時跟懷孕後會變壞，她推薦使用移護寧（azathioprine），環孢寧（cyclosporine），或它可尼（tacrolimus），但不能再用MMF。她也強調要儘量少用類固醇，她只使用低劑量的類固醇治療輕微的第三級（局部增生性）和第四級（廣泛增生性）腎炎，對第二級腎炎甚至不用。因為高劑量的類固醇會增加心臟血管疾病的危機，因此即使對第四級也謹慎使用，其他輕度腎炎皆少用為妙。

於維持治療期，研究結果（ALMS）顯示，山喜多（MMF）優於移護寧（azathioprine）。她建議使用MMF原則：

75

（1）初始早晚各使用1000mg（共4顆），若一個月後，尿蛋白量仍未進步，則加劑量至早晚各1500mg（共6顆）。

（2）白種人與亞裔通常需要每日2000mg（4顆），非洲裔則可能需要3000mg（6顆）。

Lightstone教授則強調加入莫須瘤（Rituximab），甩開類固醇。Lightstone教授建議狼瘡腎炎的第一線治療原則為：

● 在第1天及第15天，使用甲基類固醇（methylprednisolone）500mg，加上莫須瘤rituximab 1gm靜脈注射。

● MMF 500毫克每天兩次，然後維持濃度約1.4～2.4mg/L。

● 不用類固醇。Lightstone教授的研究結果顯示，事實上，使用低劑量類固醇與高劑量類固醇效果相似，但副作用較少。使用這樣的方式治療追蹤37.6個月後，50位病人中，86％都可以得到緩解，只有兩位病人用的口服的類固醇超過兩周。印證了其以Rituximab取代口服類固醇的理念。

6. 新生兒狼瘡

罹患紅斑性狼瘡的母親懷孕後，總擔心生下遺傳狼瘡的小孩。 臨床上遇到焦急的母親詢問，所以我整理相關資料並探討新生兒狼瘡有關知識。

新生兒狼瘡的產生，主要是因為母親罹患活躍的狼瘡，或是具備相關的危險因子，一些母親的自體免疫抗體，會經由胎盤血流進入胎兒，致新生兒產生擬似狼瘡的症狀。

新生兒狼瘡可分為兩型：

（1）**是暫時性狼瘡症狀**：通常出生時會有暫時性之抗細胞核抗體（ANA）陽性或臉部、手腳紅斑。主要是狼瘡母親的抗細胞核抗體以及抗Ro/La抗體經由胎盤進入胎兒，致新生兒表現出面部紅斑，或盤狀或環狀斑疹。

通常這些情況會持續半年左右，隨著母親抗體代謝，會逐漸消失，且不致造成全身性病變。過程中可能會有輕微血小板或白血球下降，或溶血性貧血，通常也不需治療。若皮疹嚴重或伴隨胃腸道出血，則可使用類固醇。唯一要注意的是，有暫時性新生兒狼瘡的嬰兒，青年期仍可能會發展出其他風濕病。

（2）**則為較為嚴重的新生兒狼瘡**：會有永久性的心臟變化。可能是先天性缺損，包括心肌炎、心內膜缺損或纖維化；也可能是完全性心臟傳導阻斷等問題。這些新生兒狼瘡的母親，90%帶有遺傳因子HLA-DR3，且絕大多數的母親及小孩皆具有抗Ro/La抗體。此抗體使攸關心臟傳導的房室結節消失或退化，因此在胎兒約16～18周，即產生心臟傳導阻斷現象。

完全性心臟傳導阻斷，以超音波在子宮內即可診斷，此時即可使用類固醇及血漿置換術，對母親施以治療。這一類新生兒狼瘡的死亡率為15％，三年存活率也僅20％，倖存者也多需裝心律調節器。

慶幸的是，母親即使帶有抗Ro/La抗體，也只有5％胎兒會發生此類問題，只要醫病提高警覺，倒不必過度在意或因此而影響了懷孕的意願。

7. 全身性紅斑性狼瘡的媽媽的哺乳問題

　　許多風濕科病人，無論是罹患了類風濕性關節炎、全身性紅斑性狼瘡或僵直性脊椎炎，因仍值生育年齡，常會擔心所服用藥物對懷孕及胎兒的影響，幸而此部分問題多已研究的頗為清楚，大家也都能瞭解這些常用藥物的使用原則，所以困擾較小；但許多罹患風濕病的母親又希望能親自餵哺母乳，母親服用藥物且哺乳的問題就比較難以回答。

　　一般而言，餵哺母奶對母親和嬰兒都有助益，且近一半的新手媽媽會想要親自哺乳，美國杜克大學醫學中心風濕部乃特別探討狼瘡媽媽的哺乳問題，並將研究報告發表於2016年2月英國的狼瘡《LUPUS》雜誌。

　　該前瞻性研究含括的狼瘡病人皆合乎2012年SLICC狼瘡診斷標準，另外的條件就是必須是活產，且在產後親自哺乳。收集的資料包括醫師評估狼瘡病情的活躍性、使用的藥物、懷孕時哺乳的意願等，並以國家資料庫LacMed全面性的檢視哺乳狀態下嬰兒的用藥安全性。

　　在84位進入研究的女性狼瘡病人中，共計有51次懷孕，其中25次懷孕（佔49％）選擇親自哺乳。研究結果顯示，是否選擇哺乳的意願與社經地位無關；相對的，生產後狼瘡的病情活躍性若較低、足月生產及懷孕早期即做好自行哺奶計畫等，皆與狼瘡媽媽選擇親自哺乳有正相關性。此外，在全面性的檢視哺乳狀態下嬰兒的用藥安全性方面，發現狼瘡媽媽的主要用藥在奶水中的含量微乎其微。

這個研究的結論顯示，有一半的狼瘡媽媽仍會選擇親自哺乳；而臨床上常用的藥物，如奎寧（hydroxychloroquine，plaquenil）、移護寧（azathioprine，imuran）、滅殺除癌錠（methotrexate）、和類固醇，能進入母乳的量皆非常有限，也顯示即使服用這些藥物，仍得繼續哺乳。

移護寧和滅殺除癌錠等藥物，以其強烈的致畸胎可能性，在懷孕期間應絕對禁止；而依這篇研究報告，若產後恢復吃藥兼哺乳，則似並無大礙。當然，畢竟因參加研究人數並非很多，還是應盡量的謹慎為之。但對臨床而言，當沒有其他替代治療方案時，至少我們瞭解底線在那，也就更能運用自如且胸有成竹了。

8. 全身性紅斑性狼瘡與脂肪代謝

2015年11月發表在Rheumatology International的文章，特意研究了33位年輕女性全身性紅斑性狼瘡患者的脂肪代謝狀況，並與33位健康女性做對照比較。

這33位全身性紅斑性狼瘡患者的平均年齡為16.7歲（由11.1～19.9歲），確屬較年輕族群，平均罹病時間為54個月（4年半，由11～122個月），狼瘡疾病活躍指標（SLEDAI）超過4（較活躍）有11位，佔33.3％，另其中7/33（21.1％）有尿蛋白，12/33（36.4％）體重過重，而健康對照者則沒有體重過重者0/33（0％）。

研究結果顯示，狼瘡患者脂肪代謝異常者佔13/33（39.4％），而健康對照者為7/33（21.2％）。狼瘡患者的高密度

脂肪蛋白（HDL，保護性脂肪蛋白）平均值較健康對照者低，作者認為可能因體內發炎或有自體抗體產生的原因。

狼瘡患者的ApoA1濃度也較健康對照者低，而Apo B/Apo A-1又明顯較健康對照者高。（Apolipoprotein A1是高密度脂蛋白（HDL）中的主要結構蛋白，代表防止血管硬化功能的指標；Apo-B，Apolipoprotein B是低密度脂蛋白中的主要結構蛋白，它在脂肪的代謝及運送上扮演者重要的角色，血中Apo-B濃度上升會增加冠狀動脈硬化。平均累計的類固醇劑量為261.8毫克（由70.1～1175.2毫克），且與低密度脂肪蛋白有正相關。

這個研究告訴我們，全身性紅斑性狼瘡患者即使年輕，即使疾病活躍程度不高，即使腎功能仍正常，即使只服用低劑量類固醇，仍然會有異常的血脂標記，更表示增加未來血管硬化的危險，因此狼瘡患者應更多注意飲食內容、運動習慣、營養狀況等可能造成脂肪代謝異常的因素。

9. 全身性紅斑性狼瘡與慢性器官損害

由過去已發表的文獻知道，全身性紅斑性狼瘡病人若併發慢性器官損害，會有較高的死亡率，因此如何預防器官損害即成為治療全身性紅斑性狼瘡的重要目標。

2016年1月發表於國際期刊狼瘡《LUPUS》雜誌的研究，根據1997年美國風濕學院的診斷標準評估了349位確診為狼瘡的病人，其中男性有25人，女性有324人；狼瘡病人的平均年齡為42.7±12.4歲；平均病齡為164.9 ±105.2個月；這其中125位

（35.8％）病人的狼瘡損害指數（SLE Damage Index, SDI）≧1。

　　研究結果顯示肌肉骨骼系統是最常受侵犯的器官系統（41/349, 11.7％），其中又有21/349（6.0％）會有破壞性侵蝕性關節炎。研究也顯示慢性器官損害的發生與病人生病年齡、疾病發生長短、病情活躍次數（定義為SLEDAI≧4）和類固醇的使用相關；神經精神器官的損害則與抗磷脂症候群有相關性，此外心血管系統的損害亦與抗磷脂抗體有關。

　　該研究顯示，約三分之一的全身性紅斑性狼瘡病人有慢性器官損害，而慢性器官損害的發生，既然與病情活躍次數相關，即代表臨床上控制病情活躍的重要性，因此病友絕對不要有浪漫一下或失控一下的想法，認為了不起再住院大修就可完全彌補，事實上造成的器官傷害常是累積性的，也可能積重難返。

　　此外，針對有抗磷脂症候群或帶有抗心脂抗體的病人，就更要小心神經精神器官及心血管系統的損害。若醫病皆能有更清楚的認知，才能有更一致的治療目標，從而減輕疾病的威脅和後續的傷害。

10. 全身性紅斑性狼瘡與癌症

　　門診有病友詢問全身性紅斑性狼瘡與癌症的關係，剛好在2015年4月有一篇文章，刊登在英國狼瘡《Lupus》雜誌，題目是對全身性紅斑性狼瘡病人該做那些檢查，來適當的監測可能的癌症（What investigations are needed to optimally monitor for malignancies in SLE）。

文章內容整合了登載於國際醫學網站Embase、Medline、及Cochrane上共79篇，討論到全身性紅斑性狼瘡病人，癌症發生率的文章。結果顯示，整體癌症發生機率要比一般人多15～20%。

其中25篇提供如何篩檢的建議，11篇認為只要和一般人同樣的癌篩即可，另14篇則有追加篩減的建議，包括除了例行的子宮頸抹片檢查，另加測人類乳突病毒（human papilloma virus），每年要接受子宮頸抹片檢查及如果有用過塞克羅邁得（cyclophosphamide）治療，須做小便癌篩，以避免膀胱癌等問題。

過去有些文章討論到全身性紅斑性狼瘡與癌症的關係，也認為整體癌症發生機率要比一般人略多，但認為和血液方面的惡性腫瘤較有關，主要是非何杰金氏病（non-Hodgkin´s lymphoma）及一些何杰金氏病。

此外也有報告顯示肺癌，及更少的肝膽、女陰／陰道癌也會增加，唯其潛在機轉則始終不明。當然可能和疾病本身活性，或所用藥物有關，不過在問題尚未澄清前，至少我們要有一些基本概念，並儘量早知早覺。

11. 紅斑性狼瘡的免疫抑制劑感染機率

全身性紅斑性狼瘡使用免疫抑制劑治療併發嚴重感染的機率，嚴重感染是全身性紅斑性狼瘡患者必須住院治療或危及性命的最主要原因之一。而其中使用免疫抑制劑治療者，比未使用免疫抑制劑治療者尤甚。

在常用於治療中度至重度全身性紅斑性狼瘡患者的免

疫抑制劑中，除了類固醇和奎寧外，最常使用的包括山喜多（Mycophenolate mofetil，MMF，CellCept）、移護寧（Azathioprine）及癌德星（Cyclophosphamide）。

發表在2017年2月美國風濕學院官方雜誌《Arthritis & Rheumatology》的文章，分析了2000～2010年美國醫療保險資料，並根據實驗組之特性，挑選出最相似之控制組樣本（Propensity Score Matching），並分為A組和B組。A組包括1350對使用山喜多或移護寧的病人；B組則包括674對使用山喜多或癌德星的病人。

結果顯示，A組中，每年每100位病人有需要住院的嚴重感染的發生率，在使用山喜多組為14.6％，在使用移護寧組為15.2％。而B組中，每年每100位病人有需要住院的嚴重感染的發生率，在使用山喜多組為24.1％，在使用癌德星組為24.6％。

研究結論告訴我們，確實有相當高比率的全身性紅斑性狼瘡患者在接受免疫抑制劑治療時，會併發嚴重感染，值得醫師和病友重視並提高警覺，即稍有不適，尤其是已有發燒現象，要立即就醫。唯無論使用山喜多、移護寧或癌德星治療，在全身性紅斑性狼瘡病人產生嚴重感染的機率和死亡率方面，則並無差異。

12. 狼瘡手術

許多罹患全身性紅斑性狼瘡，或其他自體免疫疾病病人，可能因長期使用類固醇，造成骨頭缺血性壞死，或因其他原因必須接受關節置換手術，所以在臨床醫療經常有患者提問關於手術方面的風險。

2016年10月發表在J Clin Rheumatol的文章研析了2007～2014年，52位接受關節置換手術的全身性紅斑性狼瘡病人，再與2倍即104位同年齡層、同性別比、同手術方式的接受關節置換手術的退化性關節炎病人，做術後6個月內併發症的比較。

結果顯示，全身性紅斑性狼瘡病人比退化性關節炎病人，有較多共病（comobidity，即同時有其他疾病，38.4%比17.3%）、較多手術前類固醇使用（28.8%比1.9%）和較多的手術附近預防壓力的類固醇使用（30.8%比2.9%）。

但就手術併發症而言，無論是整體性的、嚴重的或輕微的，全身性紅斑性狼瘡病人較退化性關節炎病人，都沒有顯著增加，即便是於手術附近時使用了較大量預防壓力的類固醇。

這個研究結果顯示，全身性紅斑性狼瘡疾病本身並非接受關節置換手術的危險因子，且手術附近給的預防壓力的類固醇也不致增加副作用或併發症。這個結果對全身性紅斑性狼瘡病人接受手術提供重要參考根據，也讓我們能更加安心的提供病友建議。

13. 狼瘡與類風濕後代性別

狼瘡病友為傳宗接代常賭命懷孕，10月臨盆，又是一個漂亮的小丫頭，只是單純的自然機率嗎？

我們已知全身性紅斑性狼瘡患者若懷孕生產，會因抗磷脂抗體的出現而影響結果。近來一些研究也顯示，若女性處於發炎狀態下，會降低生男嬰的機會，而若用低劑量阿司匹靈治療，則可扭轉此一胎兒性別失衡的現象。

發表在2017年1月美國風濕學院官方雜誌《Arthritis & Rheumatology》的文章，比較了罹患全身性紅斑性狼瘡或類風濕性關節炎的女性病人與正常人生育胎兒的性別比率差異。這些瑞典學者將1973～2012年在瑞典生產註冊的嬰兒，與1964～2012年國家疾病註冊的全身性紅斑性狼瘡或類風濕性關節炎的女性病人及瑞典全國民眾資料做連結後，再計算各類研究對象的生男嬰比率。

結果顯示，在第一次生產前，有661位女性有全身性紅斑性狼瘡，1136位女性有類風濕性關節炎。而全身性紅斑性狼瘡女性病人整體共有1401次生產，類風濕性關節炎的女性病人整體共有2674次生產。當與20974位正常人生育的嬰兒性別比較，僅全身性紅斑性狼瘡女性病人生產的男嬰較少（49.1%vs.51.4%），且在統計學上是有意義的；而類風濕性關節炎的女性病人生產的男嬰亦較少（50.7% vs. 51.4%），但卻沒有統計學上的意義，亦即實際上沒有差別。

過去已有研究顯示，懷孕時較高的發炎指標CRP會造成較低的活產男嬰，這些研究結果顯示，母親身體的慢性發炎狀態不但可能影響懷孕結果，甚至會影響胎兒性別，這是我們在臨床上必須認知並注意的。

14. 維生素 D 與全身性紅斑性狼瘡

維生素D在鈣代謝及骨生成中扮演重要角色，維生素D主要與目標組織，如胃腸道、腎臟、骨骼、副甲狀腺和皮膚的細胞內接受體結合後產生作用。

生理上，維生素D有D2即D3兩型，維生素D3佔80%，主要由紫外線 β 刺激皮膚合成，維生素D3再於肝臟代謝為25-氫氧維生素D，並於腎臟代謝為活化的1.25-雙氫氧維生素D。

近來因在包括抗原呈現細胞、自然殺手細胞、免疫細胞中、皆發現維生素D接受體，顯示其在免疫及B和T淋巴球等反應中的重要角色。同時了解許多自體免疫疾病包括第一型糖尿病、多發性硬化症、類風濕性關節炎和全身性紅斑性狼瘡皆有維生素D3不足狀況。

而維生素D與全身性紅斑性狼瘡關係，維生素D缺乏在深色皮膚人種較明顯，在非裔美人狼瘡病人中，29%病人血液中維生素D低於10ng/ml，此可能與黑色素隔絕了紫外線對皮膚的刺激作用，使維生素D產量減少。

近年來有報導顯示，狼瘡病人約38～96%有維生素D缺乏，而維生素D缺乏的盛行率約8～30%，數據差別大的原因在研究病人的年齡不同、疾病長短不一地、理位置不同、季節不同、種族不同、使用藥物不同及測定維生素D的方式不同等。一般而言，維生素D不足的標準訂在低於30ng/ml，而若低到10～20ng/ml則為缺乏。

維生素D缺乏也被視為是刺激狼瘡產生的環境因子之一。此點已在部分研究中證實，甚至被認為是造成自體免疫現象的因素。狼瘡病人維生素D缺乏的危險因子：

(1) **狼瘡病人多有光敏感**：被建議少曝曬陽光，甚至多層防曬，以免病情惡化，這就足以造成維生素D產量不足。

(2) 狼瘡病人也常有腎臟功能不足：會引響維生素D活化。泰國一個醫學研究將108位的狼瘡病人分為三組，包括穩定的狼瘡組，活躍的狼瘡病人但無腎臟侵犯，及活耀狼瘡病人且有狼瘡侵犯，結果發現活耀狼瘡且有腎臟侵犯的病人，其維生素D明顯不足。顯示腎炎是狼瘡病人缺乏維生素D的重要指標。當然腎炎使用大量類固醇也可能與此結果有關。

(3) 藥物的影響：因長期使用類固醇會減少腸道吸收維生素D，並加速維生素D代謝，因此這類病人必須補充維生素D，而奎寧（hydroxylchloroquine）也會降低維生素D2轉變為D3。

◎ 維生素 D 缺乏對狼瘡影響

研究顯示維生素D缺乏可導致疾病活躍，尤其是在腎臟，肌肉骨骼及血液系統，而維生素D缺乏也可使抗-ds DNA抗體增加。

● 維生素D較低：腎臟侵犯及蛋白尿機率較高。

● 維生素D與心血管系統：維生素D缺乏可至舒張血壓及低密度膽固醇升高，造成心血管疾病。

● 維生素D與骨骼：狼瘡病人有高度骨質疏鬆危險性，維生素D缺乏會減少鈣由腸胃道吸收，研究也知維生素D缺乏會影響骨密度，此外維生素D缺乏也是倦怠的原因之一。

◎ 長期類固醇治療

美國風濕學院建議，對長期類固醇治療患者，每日應補充800～1000IU的維生素D。若已知缺乏，則可能補充量須達每日

3000～5000 IU，持續6～12周，再以每日1000～2000 IU維持直至達到穩定正常值，維生素D補充過量造成的副作用：主要是高血鈣症，病人會有（頭痛、噁心、嘔吐、腹瀉等症狀及腎結石）。

維生素D在自體免疫疾病的角色更受重視，醫師或病人都應有同樣認知，適當補充，以改善病情。

15. 維生素 D 促進狼瘡病人的心臟健康

我們都知道罹患全身性紅斑性狼瘡及其他發炎性疾病會增加心血管疾病的發生機會，已知此與血管內皮細胞的修復機制異常有關，說得更精確一點，是全身性紅斑性狼瘡病人的骨髓血管生成細胞的數量較正常人減少，而此類細胞在血管修復上卻扮演重要的角色。因此一個簡單且反射性的問題即，有沒有任何方法可增加這類細胞。

研究上也已知，這類骨髓血管生成細胞上有維生素D的接受器，而且確實也可接受維生素D（calcitriol）的刺激，很自然的下一個問題就是，維生素D是否可以減少心血管疾病的發生機會。

英國的研究群在2016年3月科學報告（Scientific Reports）上發表其成果，他們由狼瘡病人但血液中維生素D不足、狼瘡病人但血液中有充足的維生素D及健康對照組三組的受試者血液中，分離出骨髓血管生成細胞。

他們首先證明狼瘡病人的骨髓血管生成細胞整體上是有缺陷的，包括細胞的移動力及血管新生的功能。其次他們將維生素D不足的狼瘡病人的骨髓血管生成細胞與維生素D（calcitriol）一起

培養，結果可使骨髓血管生成細胞增生；但若將維生素D充足的狼瘡病人的骨髓血管生成細胞與維生素D（calcitriol）一起培養則並無細胞增生反應。

除了實驗室檢測，他們再讓狼瘡病人且維生素D不足者，服用cholecalciferol 400000國際單位後再每週20000國際單位，連續12周，結果顯示內皮細胞功能的改善與維生素D的血中濃度成正相關，且內皮細胞功能的改善與狼瘡疾病的活躍性無關。

因此這個研究清楚顯示補充維生素D可以改善狼瘡病人內皮細胞的修復功能，從而減少狼瘡及其他發炎性疾病心血管疾病的發生機會。

16. 全身性紅斑性狼瘡腦血管障壁

腦血管障壁（Blood–brain barrier，簡稱為BBB），也稱為血腦屏障或血腦障壁，是指在血液循環和腦組織之間有一種可選擇性阻止某些物質由血進入腦的屏障。

19世紀末，微生物學家，保羅‧埃爾利希（Paul Ehrlich,1854～1915）在一個實驗中將苯胺注入生物體內，發現所有器官都會被染色，唯獨腦細胞不會被染。當時，埃爾利希只以為腦細胞沒有吸收足夠的染色劑。之後，埃爾利希的學生，Edwin Goldmann反過來將苯胺直接注入腦脊髓中，卻發現腦細胞可以被染色，但身體其他地方卻沒有被染。這才發現腦和身體其他組織間有一層屏障阻止交流。直到1960年代，掃瞄式電子顯微鏡被用於醫學研究，這層神祕的血腦屏障才被確認。

腦血管障壁幾乎不讓所有的物質通過，除了氧氣、二氧化碳和血糖，大部分的藥物和蛋白質由於分子結構過大，一般無法通過。全身性紅斑性狼瘡也可能侵犯中樞神經系統，事實上，年輕發病的全身性紅斑性狼瘡病人，95％會有神經精神系統的侵犯，在臨床上最常表現的症狀即為神經認知功能異常。

　　2017年2月發表在Arthritis Care & Research的文章，使用功能性磁振造影診斷，發現全身性紅斑性狼瘡病人，即使當下神經認知功能正常，其腦微血管的穿透性已明顯高於正常人的對照組；且腦微血管的穿透性與全身性紅斑性狼瘡病人的神經認知功能呈現負相關。因此，我們尤其應提高警覺，並在未來以個體縱貫式追蹤，來確認其間相關性，並找出原因，尋求預防與治療之道。

2-4 乾燥症

1. 乾燥症

　　門診病人常有眼睛乾澀、口乾舌燥的主訴。也許是罹患了乾燥症。乾燥症的原因：

　　除了環境乾燥引起，口乾可能的原因包括病毒感染、藥物、放射線治療、糖尿病、外傷、甚至心理性。眼乾的可能原因，則包括眼睛發炎、神經性、外傷或藥物引起，另一原因即「修格蘭氏症候群」。

　　可能造成乾燥的藥物，包括服用安眠藥、感冒藥、抗憂鬱藥、過敏藥、抗巴金森氏病藥、抗高血壓藥、副交感神經藥物等。一旦停藥就應恢復，所以，就醫時需檢視服用的藥物。

　　與免疫風濕科比較有關的乾燥症，我們稱為「修格蘭氏症候群」。修格連氏乾燥症是一種慢性、全身性自體免疫疾病，可在任何年齡發生，但主要侵犯中年，女男比9：1，明顯以女性為主。

　　修格連氏乾燥症（Sjogren's. Syndrome）可以單獨發生，稱為原發性（Primary），可伴隨其他自體免疫風濕疾病，如類風濕性關節炎或全身性紅斑性狼瘡一起發生，稱為繼發性（Secondary）。

91

修格連氏乾燥症的致病原因不明，但知是免疫系統失調，B淋巴球活躍，血液中帶有Ro（SSA）、La（SSB）抗體，攻擊外分泌腺，主要是唾液腺、淚腺，病人會感覺嘴巴與眼睛乾燥，少數也可能侵犯其他器官，導致間質性肺炎、血管炎等。

◎ 修格蘭氏症候群的臨床症狀

修格蘭氏症候群是最常見的自體免疫疾病之一，最初症狀多為黏膜乾燥，以至於眼乾與口乾，甚至無法吞嚥乾食、說話不順暢、舌頭灼熱、味覺異常、蛀牙橫生等症狀，但身體其他的外分泌腺體也可能受到侵犯，造成皮膚（癢）、頭髮（掉）、氣管（咳）或陰道乾燥等現象。

除此之外，病人也可能會有其他腺體外的症狀，例如關節酸痛與倦怠的感覺、甲狀腺、皮膚、血液、肺部、腎臟與神經等器官侵犯的情況。

因為其他疾病或藥物也可能會有類似修格蘭氏症候群的症狀與變化，在診斷此病前，需先排除病毒感染（例如C型肝炎,AIDS）、類肉瘤病與使用其他藥物使用（例如抗過敏藥物和一些精神科用藥）、頭頸部放射線治療後造成的情況。

◎ 修格蘭氏病的治療

當確定為修格蘭氏症候群時，一般採用支持性療法包括使用人工淚液或眼膠，睡前使用眼藥膏來緩解眼乾不適；或人工唾液或服用唾液腺刺激劑來緩解口乾的感覺，乳液維持皮膚保濕，陰道潤滑劑減少乾澀症狀等。或依健保規定，開立增加唾液或淚液

分泌的口服藥物。另臨床常使用抗風濕藥物奎寧，改善皮膚與關節的症狀。

此外，建議病人至少一年到眼科和牙科追蹤，以確保無視網膜或蛀牙等病變；由於此症是自體免疫疾病，若有多重器官侵犯，有時需要用免疫調節劑治療，風濕科專科醫師會做最專業的判斷和建議。

2. 乾眼症

門診許多病人抱怨眼乾，又是一個令人困擾的問題！

◎ 解剖構造

眼球最前方有一片很薄的透明組織是角膜，由膠原蛋白組成，似一片膠簾；而角膜表面，還覆蓋著約七微米薄的淚膜，由脂質層、水層、黏液層組成，似一片水簾，並透過眨眼、流淚，潤滑角膜，保持潔淨。兩片簾幕保護眼球，且維持良好的折射力。

◎ 乾眼原因

現代人長時間暴露在空調中，空氣溼度低；上班時，長時間緊盯電腦工作；下班後，還不斷和3C產品對視，或不停滑手機，硬撐著不眨眼，致淚液快速蒸發。角膜缺乏淚膜的保護，是現代人容易有乾眼困擾的重要原因。而高溫環境、強光、抽菸及二手菸的煙霧，對眼睛角膜都是很大的直接刺激和乾眼症發生，也有密切關係。壓力與三高（高血壓、高血脂、高血糖）則是另外要注意的問題。

修格蘭氏症候群的診斷須符合：

一、眼睛症狀：以下三項至少符合一項。

☐ 1.眼睛有乾澀的症狀持續超過三個月以上

☐ 2.反覆感覺眼睛中有細沙或石礫

☐ 3.每日需用三次以上人工淚液

二、口腔症狀：以下三項至少符合一項。

☐ 1.口腔有乾澀的症狀持續超過三個月以上

☐ 2.反覆或持續性唾液腺腫

☐ 3.進食必須就湯水才能下嚥

三、眼睛的客觀檢查：以下兩項至少符合一項。

☐ 1.雙眼淚腺分泌測試（Schirmer´s test），不用麻醉（≦5毫米/5分鐘）

☐ 2.Rose Bengal染色法陽性（≧4）

四、組織病理：小唾液腺切片檢查其發炎細胞浸潤評分大於一分。

五、唾液腺：以下三項至少符合一項。

☐ 1.基礎唾液腺分泌量小於1.5 ml/15分鐘

☐ 2.核子醫學唾液腺掃描呈陽性反應

☐ 3.核子醫學腮腺掃描呈陽性反應

六、抗體（Ro/SSA, La/SSB）其中一項呈陽性反應。

◎ 改善乾眼症的方法

(1) **眼球運動**：工作一段時間，一定要眨眨眼，眼球上下、左右、順時鐘、逆時鐘、近、遠的運動5～10次或閉目休息養眼。

(2) **熱敷**：倒杯熱開水，除了暖手，溫開水的蒸氣，可增加空氣溼度，也可以薰薰眼睛，接觸一些水蒸氣；另可用溫毛巾，溫敷眼睛五分鐘，讓眼睛分泌淚膜脂質的腺比較順暢。水蒸氣與毛巾溫敷都會為眼睛帶來舒適感。

(3) **儘量少戴隱形眼鏡**：因為角膜是活的組織，需要呼吸，配帶時間，一天儘量不要超過八小時。也可用護目鏡防3C產品藍光，用太陽眼鏡防強陽光。

(4) **休息**：下班後，除了身心，最需要休息的就是眼睛，應避免去人多，煙霧迷漫，空氣污染的地方。也要儘量減少3C電子產品的使用，並維持充足的休息和睡眠，讓眼睛能消除疲勞。

(5) **營養**：主要是補充維生素A，及蔬果，如胡蘿蔔、菠菜、蕃茄等。

(6) **就醫**：若乾眼症狀明顯，建議就醫，再使用適合的人工淚液來改善乾眼引起的不適。

2-5 血清陰性脊椎關節炎

1. 僵直性脊椎炎與男性性功能

僵直性脊椎炎（Ankylosing Spondylitis，簡稱AS），是一種以侵犯中軸關節為主的慢性關節炎。

主要影響薦椎腸骨關節以及腰椎、胸椎、頸椎，目前認為與免疫失調及遺傳因子（HLA-B27）有關。主要症狀是下背部及臀部的疼痛和僵硬，尤以晨間為劇，唯運動可以緩解是其特徵。男性大約是女性的2～3倍，多發生於20～40歲的年輕族群。

許多年輕男性罹患此慢性病後擔心雄風不再，最近剛發表的重要國際研究報告顯示（J Rheumatology, 2014. 12），綜合11個研究，包括535位僵直性脊椎炎患者及430位健康對照組的整合分析顯示：性功能中的每一項，包括勃起功能（erectile function）、性高潮（orgasmic function）、性慾（sexual drive）、性交滿意度（intercourse satisfaction）和整體滿意度（overall satisfaction），在僵直性脊椎炎患者都有顯著下降。

如再將亞裔單獨統計，結果也類似。顯示僵直性脊椎炎病人的性功能似確有受到影響，唯原因及造成因素仍有待進一步研究釐清。病友若有類似狀況，可知為疾病一部分，不必諱疾就醫，可諮詢風濕科醫師，或經協助轉介至泌尿科處理。

此外，在僵直性脊椎炎治療過程中，除非類固醇抗發炎藥物（NSAID）外，常併用磺氨類藥sulsasalazine（SSZ），其副作用包括偶見的腸胃不適、頭暈等，較特別的是精蟲減少。

早期研究（1984）即指出，SSZ可能經由其抗葉酸作用，影響精子細胞成熟和分化；另經由其抗前列腺素作用，影響精子動能；甚至其代謝產物毒性直接影響精子。

另有研究指出，平均停藥2.5個月即可恢復，在動物實驗亦然。當然我們必須提醒病友，如有不明原因的不孕問題，必須考慮藥物影響，並和風濕科專科醫師諮商，考慮藥物調整。

2. 乾癬與乾癬性關節炎

乾癬是最常見的皮膚病之一，大約影響世界人口的1～3％，乾癬是一種慢性發炎性皮膚病，可能在頭皮邊緣、手肘、四肢、膝蓋、腋下、臀溝、軀幹或常受外傷部位出現皮疹，其特徵是在清楚界限的紅色丘疹或斑塊上有銀色皮屑。

其病因仍不明，但超過50％乾癬病人有家族史。惡化的原因包括感染、壓力、和藥物（如精神科用的鋰、減少心律的β-阻斷藥和風濕科常用的抗瘧藥），常緩慢且對稱發作，冬天更是乾癬爆發期。

臨床上男女病人比例相當，好發於40～50歲中年。大約30％乾癬病人會合併乾癬性關節炎，60～70％病人會先有乾癬再有關節炎，15～20％病人皮膚與關節病變會在一年內相互產生，另15～20％病人關節炎會在皮膚病變前發生，使診斷相對困難。

乾癬性關節炎分為五型：

1. 對稱型（40％）
似較輕的類風濕性
關節炎

2. 非對稱型（30％）
可侵犯任何關節
常伴隨香腸指

3. 遠指關節侵犯型
（15％）

4. 脊椎炎型（5％）

5. 嚴重破壞性
關節炎（<5％）

90％乾癬性關節炎病人會有指甲角質化、凹陷、一條條橫向條紋、指甲周圍變黃或甲床剝離等變化，單純乾癬僅40％有指甲變化。7～33％乾癬性關節炎病人會有眼睛侵犯，包括結膜炎和虹彩炎，且常是雙眼一起。

血液檢查發炎指數ESR、CRP常會升高，10％病人會有抗CCP抗體，且尿酸值也可能上升。若侵犯中軸關節，50～70％會帶HLA-B27基因，如只影響周邊關節，則帶HLA-B27基因的機率<20％。

　　乾癬皮疹處主要是T細胞活化浸潤，釋放細胞激素，造成角質細胞增生，產生病變。乾癬治療在皮膚部份要注意保濕，可局部塗抹類固醇，或維生素D及合成的A酸。長波紫外線光化治療（PUVA）是結合感光藥物補骨脂內酯（psoralen）與紫外線A光照射的療法，也非常有效，但長期使用要注意皮膚癌。

　　不建議口服類固醇，因停藥時可能造成致命的膿疱疹。治療常使用滅殺除癌錠（methotrexate）、艾炎寧（leflunomide）、環孢靈（cyclosporine），或新一代生物製劑如腫瘤壞死因子抑制劑：恩博（Etanercept）、復邁（Adalimumab）、欣普尼（Golimumab）等治療。

　　加拿大多倫多大學研究（Arthritis Care Research, 2014,12）顯示，分析226位乾癬性關節炎病人，其中64％在接受腫瘤壞死因子抑制劑治療1.3年後，疾病活躍性明顯降低，且平均可持續3.46年，表明這類生物製劑的治療優越性。

3. 僵直性脊椎炎與頸椎骨折

僵直性脊椎炎是主要侵犯中軸關節，包括薦腸關節及脊椎的慢性發炎性疾病，也有許多關節以外的表徵和併發症，包括眼睛的葡萄膜炎（若在前端即稱虹彩炎）、發炎性腸道病變、乾癬、心血管疾病、骨質疏鬆、骨折等。

過去很少研究探討僵直性脊椎炎的死亡率，主要因為疾病盛行率不高，且僵直性脊椎炎本身常非造成死亡的主要原因。已知脊椎骨折是僵直性脊椎炎的併發症，估計病人一生的發生比率是14％，而若因此入院，則死亡率是6.4～11.3％。

美國國家衛生研究院的學者們於2017年2月發表在Arthritis Care Research的文章，收集2007～2011全國因僵直性脊椎炎住院病人的資料（平均年齡59.2歲，71％為男性），特別探討住院中僵直性脊椎炎病人的死亡原因。

在12484位因僵直性脊椎炎住院的病人中，12217位順利出院，另外267位死亡。死亡原因中有心血管疾病者佔55％、有敗血症者佔30％、有肺炎者佔27％、有頸椎骨折者佔16％（44位）。在調整相關變數後，發現頸椎骨折與敗血症和僵直性脊椎炎有更明顯的相關性，而造成頸椎骨折的最常見原因則為跌倒。

這個研究結果告訴我們，對僵直性脊椎炎病人而言，除例行的控制發炎和疼痛外，也要注意基本心肺功能的維護，更應在有症狀，如頸部僵硬疼痛或手麻時，檢查頸椎，並力求避免跌倒或頸椎受到傷害。

2-6 血管炎

1. 雷諾氏症候群

雷諾氏現象（Raynaud's phenomenon），此為在冷空氣中或情緒變化時，肢端小動脈血管收縮，造成血流下降，引起缺血的現象。隨血管收縮的過程，在皮膚上會顯現顏色的變化。最初，會因缺血在肢端表現蒼白；缺血更甚、更久，則表現深紫黑發紺；之後，由於缺血後血管的反射性充血，再表現出紅色，因此病人會在如手指等處發現令人觸目驚心的色彩變化，稱為雷諾氏現象。

此現象因法國醫師Maurice Raynaud （1831～1881）發現而命名。可因缺血伴隨針刺，麻痛感，且觸膚冰冷。好發處除肢端，如手腳指外，尚包括耳廓及鼻尖。慢性雷諾氏現象會導致指趾端營養性障礙，而衍生指甲脆裂、皮膚緊縮硬化，嚴重者甚至導致指端潰瘍或壞疽的現象。

雷諾氏現象分為原發性及次發性。原發性多於青春期出現，原因不明，對冷特別敏感，30％有家族性，女性與男性比為4比1，發作次數較少，受到溫度與情緒影響明顯，但血管本身並無傷害，也不會有特別的身體或血液檢查異常，臨床上可稱之為雷諾氏病（disease）。

雷諾氏現象的出現，最大的考驗是找尋有無潛在的其他疾病，即所謂次發性雷諾氏現象，或稱症候群（syndrome）。次發性仍是以女性居多，女男比約3比1，每日發作次數較頻繁，其肢端血管多有受傷，且血液中會測到一些自體免疫抗體。這類雷諾氏現象可能肇因於：

（1）**結構性血管病變**：如侵犯到中、大型動脈的胸廓出口壓迫症候群，Buerger´s病及Takayasu´s動脈血管炎等；侵犯到小動脈則可能包括硬皮症、全身性紅斑性狼瘡、類風濕性關節炎、修格連症候群、皮肌炎、凍傷、鑽鑿震動傷、化學藥物（bleomycin, vinblastine）治療副作用、聚氯乙烯（polyvinyl chloride）過量等病況。

（2）**血管結構正常的狀況**：包括血液成分異常的冷凝球蛋白血症、紅血球增多症等，或血管收縮異常的原發性雷諾氏現象及藥物（-阻斷劑，ergots交感神經刺激劑）引起的現象等。

處理方法首要應避免寒冷的環境，調整較暖的室溫，將患肢浸入溫水中或手握盛裝熱水的杯具，亦可緩解症狀；此外，穿戴手套、襪子、手握暖暖包及局部按摩等都是保暖方式；有時喝熱飲或睡前喝一點酒，也都有促進末梢循環，而使症狀緩解的作用。

另做好情緒管理，保持心情愉悅舒暢，避免情緒激動緊張都有助益；而戒菸、減少含咖啡因飲料及避免手部震動性作業也相當重要。在藥物方面一般建議先使用鈣離子阻斷劑，使血管擴張，百分之八、九十的雷諾氏現象在經由藥物治療後，可使症狀緩解；若效果不彰，再考慮用前列腺素等靜脈注射藥物，若已嚴重影響工作

及日常生活，則可考慮施行交感神經節切除術的治療。

治本則需將根源，如自體免疫疾病的紅斑性狼瘡，或類風濕性關節炎控制，對雷諾氏現象而言，冬天是辛苦的，讓我們攜手努力，一起迎接疾病與季節的春天。

2. 皮膚血管炎

皮膚血管炎常見於下肢，或臀部等重力部位，會有紅色如皮下出血般的點狀皮疹。其他常見臨床症狀尚包括關節（51%）或胃腸不適（38%），腎臟病變（34.7%）和發燒（23.8%）。檢驗則可見紅血球沉降速率（ESR）上升（40.2%），出現冷凝球蛋白（26%）、白血球增加（24.7%）、抗核抗體陽性（21.1%）、貧血（18.8），和類風濕因子陽性（17.5%）。

根據發表在2014年9月The Journal of Rheumatology文章，一個醫學中心36年的病歷回顧性研究顯示，共有733位罹患皮膚血管炎的病患，其中近1/3和藥物有關。

因此面對皮膚血管炎，必須檢視過去數周內曾服用的藥物，尤其是抗生素（62.3%），主要是 -lactams，和非類固醇抗發炎藥物（10%）。

臨床上，如你有上述現象，首先應立即停止懷疑的藥物並休息，同時立即就醫，約一半病人需要開給類固醇或免疫抑制劑來控制病情，但應都可很快獲得控制。

3. 貝西氏病

　　貝西氏病是血管炎的一種，於1937由Hulusi Behcet首先描述，並因而命名。此疾病原因不明，最常見的症狀為反覆性口腔（約97～99％病人有）及陰部（常見於男性陰囊與女性陰唇，約85％病人有）潰瘍（如左圖），但病人也可表現出皮膚病灶，如常見於下肢的結節性紅斑（如右圖、約50％病人有）或膿疱疹（約85％病人有）、關節炎（約50％病人有）、類澱粉沉積症、腦膜腦炎、眼睛虹彩炎甚至導致失明等症狀，另部份病人會有明顯的動、靜脈血管炎。

　　貝西氏病常好發於20～30歲，男性與年輕人通常症狀較為嚴重，甚至會增加死亡率。

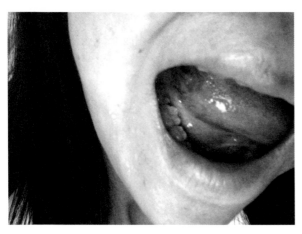
▲反覆性口腔潰瘍

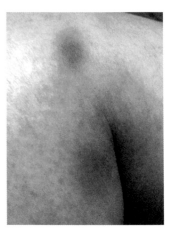
▲下肢的結節性紅斑

　　貝西氏病較盛行於所謂的絲路沿線，包括土耳其、伊朗和日本，其盛行率甚至超過1/1000；美國的統計是5.2/10萬，法國本土的一項研究調查北非裔及亞裔住民的盛行率分別是34.6/10萬和17.5/10萬，與其原國籍所在並無差異，顯示遺傳因素應重於環境因素。

　　遺傳的危險因子中主要是帶有人類淋巴球表面抗原B51（HLA-B51），此與一些發炎物質如第23介白質、第17介白質的活化有關。其他被認為有相關性的還包括MEFV及TLR4等基因。

　　治療的主要目標即抑制發炎並阻止器官破壞，根據表現症狀的嚴重性及預後因子，可有不同方針。如對年長女性病人且症狀輕微者，甚至只需用局部類固醇或止痛藥；但對年輕男性病人，則可能必須用免疫抑制劑，如azathioprine2.5毫克／公斤／每天。此外，包括秋水仙素colchicine、新體睦cyclosporin、cyclophosphamide都被認為是有效藥物。

2-7 硬皮症

1. 硬皮症的流行病學

伊朗研究團隊於2016年6月在Clinical and Experimental Rheumatology發表了一篇可能是迄今最大型的硬皮症病人的流行病學報告，值得參考。

在533位硬皮症病人中，女性與男性比例為7.3：1（女性較多），大多為30～40歲（好發於中年），多數病人（56.1％）並無家族史。硬皮症病人中37.5％為瀰漫型（全身性），36.8％為局部型，另17.3％則與其他自體免疫疾病重疊。其中1/3和全身性紅斑性狼瘡併存。

40.7％硬皮症病人以雷諾氏症候群為第一個異常表徵，而97.2％硬皮症病人會有皮膚增厚，68.9％會有胃腸道侵犯，如蠕動變慢等表徵。

血液實驗室檢查，以抗核抗體（ANA）陽性佔75.6％最常見，而病人住院的最常見（30.9％）原因則為指（趾）端潰瘍和肺臟纖維化（5.7％）。肺臟纖維化也是造成硬皮症病人死亡的最常見（35.2％）原因。

這些結果雖無特別新知，卻有助於我們更深刻瞭解硬皮症。

2. 硬皮症肺部侵犯的治療

　　硬皮症（Scleroderma）的肺部侵犯，主要包括間質性肺病及肺動脈高血壓，是造成硬皮症病人死亡的最可能原因。臨床上大約40％的硬皮症病人會被確定有肺部侵犯的診斷；但若是死亡後有接受解剖或曾接受高解析度肺部電腦斷層檢查，則事實上約八成病人已有肺纖維化的現象而未察覺。

　　根據一項有915位硬皮症病人的研究報告，在有肺部侵犯和無肺部侵犯病人的10年存活率分別為64.9％和80.6％，顯現明顯差距，因此尋求有效的肺部侵犯治療即相當重要。癌得星（Cyclophosphamide）被用來治療硬皮症的肺部侵犯已超過15年，癌得星屬於細胞毒性類免疫抑制劑，可以抑制發炎性細胞激素的分泌及淋巴球功能，並能使中性白血球功能正常化及修復不正常的血管內皮細胞，臨床試驗已證實至少可以穩定肺功能。

　　山喜多（Mycophenolatemofetil），因可抑制和細胞增生相關的酵素：次黃單磷去氫酶（inosine monophosphate dehydrogenase），故可降低發炎細胞的活性並產生去纖維化及免疫調節的效應，且在一些研究中也用山喜多治療硬皮症，並展現療效。

　　2016年發表在《Arthritis Research & Therapy》的文章則直接比較癌得星與山喜多，在治療硬皮症合併肺部侵犯時對肺功能的影響。57位硬皮症合併肺部侵犯的病人，34位以靜脈注射山喜多治療，另23位以靜脈注射癌得星治療；治療前及治療後的3個月和6個月分別以肺功能量計（spirometry）、用力吹氣之全肺活量

（forced vital capacity，FVC）測試肺功能。

　　結果顯示，經治療6個月後，若比較治療前，兩組都有達統計學上有意義的明顯進步，注射癌得星這組的病人FVC增加了10.84±13.81％，而注射山喜多這組的病人FVC則增加了6.07±11.92％，唯兩組之間則並無統計學上的差異，亦未見重大的副作用。

　　這個研究的結論是硬皮症的肺部侵犯可以靜脈注射癌得星或靜脈注射山喜多治療，具相同正面效果且無重大副作用。

2-8 骨質疏鬆

1. 骨質疏鬆盛行率與診斷

◎ 骨質疏鬆盛行率

　　台灣50歲以上，骨質疏鬆平均盛行率，女性為11.4％，男性為1.6％。停經後五至七年內，婦女會流失20％的骨質，65歲以後男女骨質流失的速率相當，因此骨鬆也當然成為年長男性的問題。骨鬆引起的骨折問題，其發生率遠超過心肌梗塞、中風與乳癌。目前全球有超過2億人口罹患骨質疏鬆症。

◎ 骨質疏鬆診斷

　　骨質密度（BMD）檢查是評估骨質健康狀況的最佳方法。該檢查可以用來發現骨質疏鬆症，減少未來發生骨折的風險，同時評估骨質疏鬆症治療的效果。一般用雙能量X光吸收儀（dual energy X-ray absorptiometry, DXA）測量髖關節及脊椎的骨質密度。與X光檢查相似，不會有感覺。

◎ 骨質疏鬆報告

　　T評分（T-Score）：對於年輕健康人所測的平均值的標準誤差數。將您的DXA檢查結果與三十歲健康成年人的平均骨質密度

進行比較，從而計算出一個比較值。T評分為0，表示您的骨質密度等於健康年輕人的平均值。如果T評分低於0，則用負數表示。這個負數的值（以標準差為單位）越大，表示您的骨質密度越低，未來發生骨折的風險也越高。

2. 骨質密度

所謂骨質密度是計算每平方公分的骨骼中含有幾克的礦物質（例如鈣、磷等）。正常情況下，每平方公分應含有2克。若骨質低於每平方公分1克，表示骨質疏鬆，也會增加跌倒或受傷時骨折的機率。

大約自三十五歲起，不論男女，骨質量便會開始慢慢減少。其速度受很多因素影響。根據世界衛生組織定義，與正常年青人相比較，若骨質下降大於2.5標準差（SD）以上，便可稱之骨質疏鬆症。建議需做骨密度檢查的情況包括：

1. 45歲以上及停經後婦女。

2. 長期抽菸、酗酒、喝咖啡。

3. 行動不便或活動量不足者。

4. 長期使用類固醇等藥物者。

5. 曾有骨折或骨鬆記錄者。

檢查頻率則視其嚴重度，危險因子多寡或評估治療成果而有不同。只要遵從醫師指示即可。骨密度檢測（DXA）的輻射劑量約為一次胸部X光檢查的十分之一，應該不必擔心。

3. 骨鬆分級

世界衛生組織對於骨質疏鬆症的分級：

正常	骨質密度與健康年輕人的平均骨質密度相比較，差異小於1個標準差（+1或–1）。
骨量減少	骨質密度低於健康年輕人的平均骨質密度，差值在1至2.5個標準差之間（–1至–2.5之間）。
骨質疏鬆症	骨質密度低於健康年輕人的平均骨質密度，差值達到或者超過2.5個標準差（–2.5或更低）。
嚴重的骨質疏鬆症	骨質密度低於健康年輕人的平均骨質密度，差值超過2.5個標準差，並且曾經發生過一次或多次與骨質疏鬆相關的骨折。

Z評分（對於同年齡群所測的平均值的標準誤差數）

　　有時，醫師會將您的骨質密度與您的同齡人的平均骨質密度進行比較。透過這一比較，可以得出Z評分。Z評分有助於醫師診斷您的骨質流失是否由其它潛在的疾病導致。

4. 危險因子與治療

　　危險因子：包括年齡（老化）、性別（女性終其一生會流失30～50％骨質，男性則流失約20～30％）、種族（白種人、亞洲人都容易）、遺傳（父母有骨質疏鬆症引發的骨折）、身形（體形瘦小、骨架小者容易）、飲食（少鈣及蛋白質者容易骨鬆）、早停經（40歲之前或因手術或意外）、生活形態（好菸酒者容易）、長期使用類固醇、慢性關節炎、甲狀腺機能亢進等。

治療：建議一般人每天補充鈣質約1000毫克，懷孕婦女要補充1200～1500毫克，停經婦女應補充1200毫克，已有骨鬆的老人則要補充1200～1500毫克。

除了鈣片外，飲食中乳製品，包括牛奶、起司、優酪等，以及深綠色蔬菜，如菠菜、魚類以及芝麻等都富含鈣質，可以多吃。坊間鈣片有很多種類，其中以檸檬酸鈣可能較好吸收，但也因人而異。

至於維生素D3，建議每天至少補充400～800國際單位，而肝、腎功能健康的人，每天日曬15分鐘就能使維生素D轉化成D3，可有效促進鈣質吸收。

運動也能促進鈣質吸收。特別是負重的運動，但無論散步、游泳、騎腳踏車等都有助益。藥物治療多使用抗骨質再吸收劑，可考慮以下建議：

（1）**雙磷酸鹽類**：alendronate，包括口服和靜脈注射2大類，從1天服用1顆、1週吃1顆（如福善美）至每月1顆，也有3個月打1針「骨維壯」（Bonviva, boniva）或1年打1針「骨力強」（Aclasta）的長效針劑，使治療的便利性大大提高。雙磷酸鹽類的作用主要是抑制破骨細胞的活性。

（2）**選擇性雌激素接受體調節劑**：raloxifene（如Evista鈣穩，每天吃一顆）。

（3）**RANKL單株抗體**：denosumab（如Prolia，保骼麗注射液，每半年打1針）。

（4）每天皮下注射一次的「骨穩」（Foteo），是一種人工合成的副甲狀腺激素（rPTH），因便利性低，已少使用。

健保使用規定限用於因骨質疏鬆症（T score ≦ -2.5SD）引起脊椎或髖部骨折等。

5. 咖啡和骨鬆的關係

任何東西過量，都對健康無益，當然也包括咖啡。科學證據顯示，過量咖啡因（caffeine, C8H10N4O2）會增加骨質流失的危機。美國華盛頓大學Massey教授的研究顯示，咖啡因會將鈣質由骨頭中濾析而出，大約每喝100毫克咖啡因即可能流失6毫克鈣。

當然單就咖啡和骨鬆的關係而言，問題只發生在喝咖啡成癮，未攝取足夠的鈣質補充，且又同時有特殊生理狀況的人（如停經）。研究顯示，停經後的婦女，因雌激素銳減，影響腸胃道吸收鈣，也影響鈣在骨骼中的穩定，當每日喝咖啡因超過300毫克，骨骼中鈣的流失就明顯增加。

營養專家建議一般健康人，如攝取足夠的鈣，且喝咖啡因低於300毫克，應不至有骨鬆問題。但若已有骨鬆問題，或停經婦女，則咖啡因的量仍得遞減，一杯為限，應是合理建議。

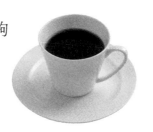

▲一杯咖啡以16盎司（ounce：oz）的杯子盛裝（一盎斯約30cc左右），約含329毫克的咖啡因，亦即約流失19毫克鈣。

113

6. 茶與可樂和骨鬆的關係

茶裡所含的咖啡因遠低於咖啡，對骨質的傷害也較小，唯烘焙越久，茶裡的咖啡因越多，一杯8盎司茶杯的綠茶（約240cc），大約只有25毫克的咖啡因，如立頓紅茶，僅含約16毫克的咖啡因，所以茶會比咖啡，對於骨質的影響較小。但每罐可樂可以含80毫克或更多的咖啡因，超過四罐可能就多了。

7. 鹽與骨鬆的關係

鹽是另一個影響骨質健康的因素。除了過量的鹽，會對於血壓有不好的影響之外，也會對於骨質的密度有影響。研究顯示女性停經後，如果吃得過鹹，會流失更多的骨質；鹽裡面的鈉的安全劑量，根據2013年世界衛生組織「成人與兒童鈉攝取量指南」公布，16歲以上成人每日鈉攝取量建議應低於2000毫克（2克），台灣衛福部則建議國人，每日鈉攝取量應低於2.4克。而不幸的是，在一般美國食物之中，至少每一天含有4000毫克的鈉離子。通常來說，每2.3克的鈉，可以造成約40毫克的鈣從小便中流失，所以更要體認平日鈣與維生素D補充的重要。預防骨鬆該注意的事：

建議在咖啡或茶中加入脫脂牛奶，以減輕咖啡因對鈣流失的影響。除了鈣及維生素D外，蛋白質也是骨質營養的一個重要成分，因為大約50％的骨骼成份是蛋白質，所以飲食中必須要攝取足夠的蛋白質，豆類即是建議之一。

其次，多吃新鮮的蔬果以及穀類，都可以讓我們的骨頭更健

康，而減少骨鬆的發生。

8. 睡眠與骨密度

臨床與流行病學的研究發現，睡眠時間長短可能影響骨質密度。2016年11月法國學者們發表在臨床睡眠醫學雜誌《Journal of Clinical Sleep Medicine》的研究，檢測了500位平均年齡65.7±0.8歲，且沒有睡眠障礙的受試者。

其睡眠長度和睡眠品質以匹茲堡睡眠品質指標（Pittsburgh sleep quality index）評估，並根據睡眠期程分為短（<6小時）、正常（6～8小時）、和長（>8小時）三組，同時以雙能量X光吸收儀（dual X-ray absorptiometry）測股骨頸的骨質密度。

結果顯示500位受試者中，睡眠期程短、正常、和長的三組，分別各佔29%、40%、和31%，在調整過代謝、體能、每日能量消耗等因素後發現，長睡眠者較易產生股骨頸骨質疏鬆。顯然年齡較長者如若都不動且睡得過久，反而有造成骨質疏鬆的危險。

由此看來即使退休後無事一身輕，或開間美代子（無代誌），也不必睡到自然醒，睡眠少於8小時，並多活動，至少有利骨質密度，強骨健身。

9. 藥物與骨質疏鬆

藥物造成的骨質疏鬆是常被忽略的重要健康問題，即使醫師都未必全然瞭解。醫師大多清楚年齡、停經、慢性病、生活型態等對骨質疏鬆的影響，但對經手的處方亦是助紂為虐的殺手，就

未必能完全掌握。這類藥物經由流行病學的整理首推：

（1）**類固醇**：大約30～50％接觸類固醇的病人會產生骨折，類固醇會直接影響骨細胞，包括刺激破骨細胞及引起骨細胞自然凋亡；並間接抑制生長因子、改變性荷爾蒙及副甲狀腺素而減少鈣吸收。

資料顯示每單日類固醇用量較累積用量更能預測其可能引起的骨折。每日10毫克類固醇超過90天即可引起17倍脊椎骨折及7倍髖關節骨折機會；每日超過7.5毫克類固醇即可引起五倍脊椎或髖關節骨折機會；即使每日僅2.5毫克類固醇仍會增加脊椎骨折機會。

尤其是停經婦女及年長者更要注意。若能停用類固醇，則骨折機會會在1～2年後逐漸回到原點。預防類固醇產生的骨質流失，就是儘量減低用量和療程，同時併用鈣片、維生素D及雙磷酸鹽。其他還包括：

（2）**氫離子幫浦阻斷劑**（proton pump inhibitors, PPI）：如Nexium耐適恩、Takepron泰克胃通等，能有效減少胃酸分泌。唯高劑量且長時間服用，可能減少鈣質吸收而致骨質疏鬆。

（3）**選擇性血清素接受體抑制劑**（Selective serotonin receptor inhibitors, SSRIs）：是一類抗抑鬱藥的總稱，是治療抑鬱症、焦慮症、強迫症及神經性厭食症的常用藥物。其影響骨質的機轉複雜，可能與骨細胞上有血清素接受體有關。

（4）**唑烷二酮類**（Thiazolidinediones, TZDs）：為胰島素活化

劑，主要用於治療第二型糖尿病，其影響骨質的機轉，可能與骨細胞上亦有其接受體有關。

（5）**抗癲癇藥物**：如phenytoin（Dilantin, 癲能停），phenobarbital和carbamazepine，可因去活化維生素D而減少鈣質吸收。

（6）**雌性激素黃體素**（Medroxyprogesterone acetate）：主要用於治療子宮內膜異位症、乳癌、攝護腺癌、續發性停經及因纖維肌瘤或子宮癌產生的子宮異常出血等。

（7）**雄性素去除療法**（Androgen deprivation therapy）：主要治療攝護腺癌。

（8）**T細胞活化抑制劑**（Calcineurin inhibitors）：包括治療移植後抗排斥藥的環孢靈Cyclosporine與tacrolimus（FK506），其作用機轉，可能與刺激破骨細胞作用有關。

（9）**化療藥物**：可能因抑制生殖組織荷爾蒙分泌而影響鈣吸收。

（10）**抗凝血劑**：如heparin，其作用機轉亦可能與刺激破骨細胞作用有關。

瞭解並熟悉這些藥物與骨質疏鬆的關係，就能進一步照顧好自己或別人的健康。

10. 氫離子幫浦阻斷劑與骨質疏鬆

氫離子幫浦阻斷劑（Proton-pump inhibitor，簡稱PPI），可說是目前減少胃酸分泌最強而有效的藥物，是苯並咪唑（imidazopyridine）衍生物。顧名思義，是一種抑制氫離子幫浦的藥物，即抑制胃壁細胞上的氫／鉀離子ATP酶，並因而抑制胃酸分泌的最後一道關卡，氫離子幫浦，而阻止氫離子分泌入胃內。

這種藥物對於減少胃酸分泌的作用是顯著且長效的，臨床上使用者包括Losec、Takepron、Nexium、Pantoloc、Pariet等，常用來治療胃潰瘍、十二指腸潰瘍、胃食道逆流等病症，也常併用於抗風濕藥物，以減少對胃腸刺激的副作用。

2016年5月發表於Int J Rheum Dis的文章則探討氫離子幫浦阻斷劑的使用和骨質疏鬆間的關係。80位病人（31位男性、49位女性），年齡介於20～45歲間，追蹤至少兩年，其中40位每天服用PPI，另40位則完全不用。之後再以雙能量X光吸收儀（dual-energy X-ray absorptiometry，DXA，是借助不同能量的X光在骨骼和軟骨組織之穿透度，來測量單位平面積內之礦物質含量，（常以g／cm2來表示其骨質密檢查之數值），測量其股骨與前後脊椎的骨質密度。在調整年齡、性別、身高、體重及維生素D數值後，以線性回歸分析PPI和骨密度的關係。

結果顯示股骨T-scores平均值在使用PPI者與不使用者間有明顯差異。骨質疏鬆的頻率也較高；但是在腰椎T-scores則無差異。2016年7月發表於Curr Opin Rheumat的文章則再強調氫離子幫浦阻斷劑與骨質疏鬆間的關係，且即使短期使用PPI，似乎也

不會減少造成骨質疏鬆的危機，預估也許與鈣質的吸收、造骨與破骨細胞的作用有關，唯真正的作用機轉仍不明。

由於以上研究，因此建議如臨床上確有必要使用氫離子幫浦阻斷劑，也應用最低有效劑量，更宜避免長期使用，尤其是對有高危險產生骨質疏鬆的病人。

11. 腫瘤壞死因子抑制劑與骨密度

2014年11月21日發表在美國Arthritis Care Res的研究顯示，腫瘤壞死因子抑制劑可明顯減少類風濕性關節炎患者手部的骨質流失，且不會影響腰椎與髖關節的骨密度；而類固醇雖亦可減少類風濕性關節炎患者手部的骨質流失，但卻也會減少腰椎的骨密度。

對僵直性脊椎炎患者而言，腫瘤壞死因子抑制劑反可增加腰椎與髖關節的骨密度。顯然生物製劑在抗發炎外尚有其他的優越性。

2-9 痛風

1. 高尿酸是老年人體能不佳的預警

　　老年人常有高尿酸血症的問題，且常同時伴隨著其他慢性疾病，唯高尿酸血的意義何在，卻迄今未明。2016年10月發表在Arthritis Care Res的研究，經過4.4年追蹤，發現老年人高尿酸與其體能狀況的關係。

　　這個研究包括社區內1904位老年人，高尿酸的定義為加入計畫前的尿酸濃度為男性≧7mg/dl，女性≧6mg/dl。體能狀況的評估包括：簡短身體功能量表（Short physical performance battery，主要針對平衡及下肢功能檢查，包括雙腳平行併攏站立、一腳足跟與另一腳大腳趾側邊靠攏站立、一腳足跟與另一腳大腳趾頂端靠攏站立、四公尺步行速度、雙手抱胸從椅子站起五次的時間，總分12分，分數越高功能越好）、手握力試驗、6分鐘步行距離等。

　　在1904位受測老年人中，男性有98位、女性有232位有高尿酸血症，在排除掉19項變異數，且經過平均4.4年追蹤後，無論男、女性高尿酸者比較尿酸正常者的簡短身體功能量表（男性1.21 vs 1.72；女性1.08 vs 1.49）、手握力試驗（1.24 vs 1.90）等評估皆明顯較差。

這個研究結果顯示，高尿酸似乎與老年人體能狀況不佳有顯著相關性，且男性較女性更為明顯，唯潛在的生物機轉仍有待進一步釐清。

此一結果對醫療人員與民眾都是重要警惕，即若上年紀的人，如觀察到血液中尿酸值無由的升高，應不能等閒視之，也應更加注意身體的體能變化和其他狀況，從而提早預防和改善。

2. 痛風住院是可避免的

去年（2014）底在波士頓舉行的美國風濕學院年會中，釋放了幾個重要訊息。美國賓州大學分析顯示，89％痛風病人的住院，是因臨床照顧不足或不夠細膩造成。這些病人多合併有痛風發作的一些危險因子，如糖尿病、慢性腎臟疾病、心血管疾病、惡性腫瘤、使用利尿劑或低劑量阿斯匹靈等。

住院時，痛風可能被懷疑為蜂窩組織炎（8％），細菌性關節炎（76％），其他發炎性關節炎（14％）。事實上只要仔細詢問病史，並即時抽取關節液看是否有尿酸結晶，即可確診而避免住院。

3. 痛風常在夜間發作的原因

痛風常在夜間發作，彷彿是眾所皆知的常識，但卻沒有科學證據。只概略解釋為夜間循環變慢或血液變酸等原因。2014年12月發表於美國風濕學院官方雜誌《Arthritis Rheumatology》的研究，一共整理了724為痛風患者於一年內1433次發作的分析顯示：

	痛風發作時間劃分	痛風發作次數
第一組	凌晨0時～上午7點59分	733次
第二組	上午8點～下午3點59分	310次
第三組	下午4點～夜間11點59分	390次

由此表可以了解痛風發作的機會，午夜是白天的2.36倍，也是下午的1.87倍。即使排除喝酒及吃大餐，甚至性別、年齡、肥胖、使用利尿劑、降尿酸藥物、秋水仙和抗發炎藥物等因素後，亦有相似結果。

該研究為第一個前瞻性研究，證實過去的概念及痛風好發於夜間，也提供預防與治療痛風發作一個有憑據的重要參考。

4. 痛風與心血管疾病

歲暮天寒，春節長假，難免暴飲暴食，此時須注意痛風與心血管疾病的發作。

痛風會增加罹患心血管疾病的機率，一般認為和尿酸結晶引起的慢性發炎有關。2016年1月發表在美國風濕學院官方雜誌《Arthritis Rheumatology》的研究顯示，將140位住院病人分為三組，第一組為血液尿酸值正常（<7毫克／百毫升），第二組為無症狀的高尿酸血症（血液尿酸值>7毫克／百毫升），第三組為無症狀的高尿酸血症患者，其雙膝或第一大腳趾關節經超音波掃瞄有尿酸結晶沉積。

在這140位研究病人中，其中有66位病人血液尿酸值正常，而61位病人屬無症狀的高尿酸血症，另13位病人為無症狀的高尿酸血症，卻已顯示有尿酸結晶沉積。並以心導管檢查心臟血管狀況。

研究結果顯示，無症狀高尿酸血症卻已有尿酸結晶沉積的病人，較血液尿酸值正常，或無症狀的高尿酸血症病人，其伴隨中至重度冠狀動脈鈣化的比率有明顯增加。

這個研究告訴我們，尿酸結晶沉積確實會影響心臟血管病變。換句話說，控制血液尿酸值在正常範圍內，且力求避免尿酸結晶沉積，對避免心血管疾病就越形重要。

2-10 其他

1. 白斑

　　門診連續有病人因皮膚白斑求診（如附圖），治療後，有滿意的回饋，不確定是藥物療效，還是心理支持奏效，總是令人高興。

　　超級名模生死鬥（America´s Next Top Model）中的一位參賽者，19歲的仙黛兒（Chantelle Young），因身上的大塊白斑，不規則分布於原本偏黑的膚質上，而引起大眾的囑目。皮膚的疾病並沒有使仙黛兒退縮，她說：「許多人都有自己的故事，但我的則是畫在身上。」

　　白斑（Vitiligo）是一種色素退化消失的疾病。Vitiligo字源為拉丁文，意為小牛（Calf）。全身到處都可能出現乳白色斑塊。常見侵犯部位包括臉部、嘴唇、手部、手臂、腿部、生殖器。全世界約有1～2％的人有白斑，估計約4～5千萬罹病人口，且可發

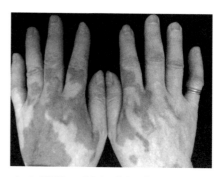

▲白斑是一種色素退化消失的疾病。

生在兩性任何年齡和種族。其中半數在20歲前發病，約1/5有家族史。

白斑是因皮膚產生的黑色素細胞不足或流失，致皮膚上產生白色斑塊。除遺傳外，飲食中若缺少鈣、蛋白質、維生素、鎂、磷等元素，皆可能造成細胞脫水並引發白斑。其他可能的成因尚包括併生其他疾病、自體免疫疾病、甲狀腺病變、切傷、寄生蟲、曬傷、過量使用抗生素、接種疫苗等，但多數白斑患者並無其他身體健康問題。

其實白斑對身體健康並無影響，但要注意心理建設，事實上也沒人規定皮膚要一種顏色。目前可能的治療則包括長波紫外線光化治療（PUVA）、口服感光藥物（補骨脂內酯，psoralen）、局部使用類固醇、鈣調酶抑制劑（calcineurin inhibitors）：環孢素A（Cyclosporine A），或他克莫司（Tacrolimus, 又名FK506）、皮膚移植等。

此外，白斑部位因缺乏黑色素保護，容易曬傷，因此在沒有衣物遮蔽處的皮膚，應使用防曬係數（SPF）至少15％的防曬品。臨床上，曾嘗試使用奎寧治療，也有不錯效果，文獻上也有極少報告（J Clin Rheumatol 2007, J Dermatol 2012, Int J Rheum Dis, 2014）。

此外，Laddha醫師也認為皮膚白斑與局部腫瘤壞死因子增加有關（PLoS ONE, 2012），所以MTX或腫瘤壞死因子抑制劑都是可嘗試的治療選擇。醫學上對白斑的研究也仍不斷在進行，且讓我們一起期待更具突破性的進展。

125

2. 復發性多發性軟骨炎

　　此病是1923年由Jaksch-Wartenhorst發現復發性多發性軟骨炎（Relapsing Polychondritis），迄今全世界大約發表了不到1000例，也因此無法做很好的流行病學分析。各種族年齡都有發現，但以白種中年人較多，平均發作年齡為43歲，女性病人也似乎較多，但沒有家族遺傳性。

　　致病原因不明，但因在軟骨病變處有淋巴球浸潤，仍認為是因自體免疫機轉，致淋巴球釋放出破壞軟骨的酵素造成。

　　軟骨發炎是最重要特徵，多為突然發作，表現出紅、腫、熱、痛的典型現象。以外耳軟骨侵犯最常見，約佔85％，但絕不

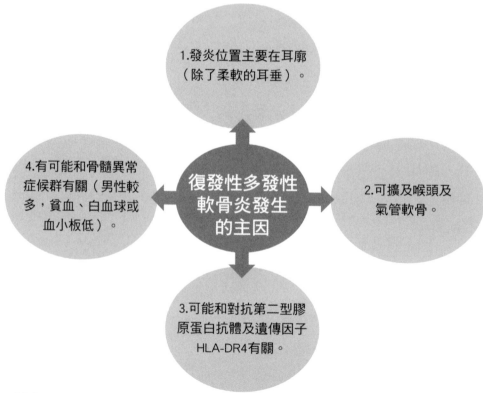

1.發炎位置主要在耳廓（除了柔軟的耳垂）。

4.有可能和骨髓異常症候群有關（男性較多，貧血、白血球或血小板低）。

復發性多發性軟骨炎發生的主因

2.可擴及喉頭及氣管軟骨。

3.可能和對抗第二型膠原蛋白抗體及遺傳因子HLA-DR4有關。

及於柔軟且無軟骨的耳垂，這也是和感染性耳廓炎鑑別的重要區分。以軟骨的侵犯範圍而言，另約65％會侵犯鼻軟骨，48％會侵犯喉頭氣管軟骨，38％會侵犯肋骨軟骨。發炎可自動痊癒，也可能再反覆發作。

復發性多發性軟骨炎，基本上是極為少見，拖得較久，且可能會危及性命的疾病。主要的診斷依據是會在外耳、鼻樑、喉頭及氣管等軟骨結構上反覆發炎；次要的診斷依據包括眼睛發炎、聽力受損、關節炎、前庭功能障礙等。

此外，78％病人會合併關節炎，也多為遠端小關節；60％會合併眼睛發炎，包括結膜炎、角膜炎、上鞏膜炎、虹彩炎等；38％會合併發燒，33％會聽力喪失，33％會合併皮膚表徵，包括丘疹、紫斑、膿疱疹、網狀青斑、血管炎；30％會合併心血管病變，22％會合併前庭功能障礙，13％會合併腎臟病變包括血尿、蛋白尿。

實驗室檢查較無特別，確診可能要靠切片及組織病理檢查。類固醇仍為首選，劑量在0.5～1mg／公斤體重／天，若已侵犯呼吸道或聽力受損、或有全身性小血管炎，則可使用大劑量類固醇，1gm／天，連續三天。此外，滅殺除癌錠（MTX）、移護寧、山喜多、癌得星（cyclophosphamide）都可併用，甚至新一代生物製劑亦有報導有其療效。

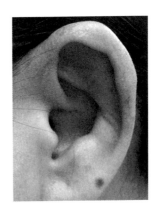

▲軟骨發炎是最重要特徵，表現出紅、腫、熱、痛的典型現象。

3. 鞏膜炎

常在門診有眼科醫師診斷的鞏膜炎（Scleritis）或上鞏膜炎（Episcleritis），轉診風濕科協助找尋背後可能隱藏的全身性自體免疫疾病；有時我們風濕科病人也會突然有眼睛疾病要轉診眼科。

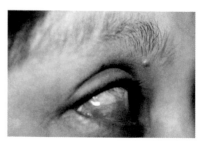
▲鞏膜炎的臨床症狀，眼睛疼痛入夜尤甚，甚至影響睡眠。

鞏膜位於眼球外側，也就是俗稱的「眼白」部份；而其中的五分之四呈現不透明的白色，其功能為阻絕光線，其餘五分之一則是透明的，也就是「角膜」，位於眼球的正中央。

鞏膜炎的臨床症狀包括眼睛疼痛、畏光、眼白呈血紅色、視力模糊、及頭痛等，眼睛疼痛入夜尤甚，甚至影響睡眠。若未適時治療，嚴重可至失明。上鞏膜炎則一般而言較輕微。

鞏炎屬眼球內部發炎，需要裂隙燈（Slitlamp）檢查，而電腦斷層檢查、磁震造影檢查及超音波檢查則常用來瞭解其影響範圍並做鑑別診斷。

大約一半的鞏膜炎病人合併有風濕疾病，其中又以類風濕性關節炎為最，其他可能尚包括發炎性關節病變、全身性紅斑性狼瘡、全身性血管炎、修格連氏症候群等。

若未能迅速診斷治療，則可能導致角膜破損或鞏膜穿孔。治療的選擇在鞏膜炎原因不明時，可先用口服非類固醇抗發炎藥物，如鞏膜炎為自體免疫疾病引發，且排除感染，則應使用

類固醇、免疫抑制劑包括滅殺除癌錠（methotrexate）、新體睦（cyclosporine）、移護寧（imuran）或生物製劑等。

病友如有類似症狀，應尋求眼科醫師和風濕科醫師的診斷，並迅速治療。

4. 下背痛

風濕科門診有相當高比例的病人會因下背痛求診。2016年8月發表於《J Manipulative Physiol Ther》雜誌的文章，研究下背痛的盛行率、下背痛與工作地點危險因子的關係、也研究下背痛的工作特性等面向。

經過電腦彙整分析美國2010年國家健康資料檔案，結果顯示，美國上班族自述的下背痛盛行率高達25.7％，下背痛尤其好發於女性及年長的工作者。研究也發現下背痛和一些心理社會因素相關，包括工作與家庭間無法兼顧的掙扎、不友善或不安全的工作環境等。

其他因素尚包括較長的工作時間，如女性一周工作介於41～45小時以上或年輕人每周工作超過60小時，都會增加下背痛的機率。另外就是一些特殊職業類別，包括第一線的健康照顧者、女性從事農務者、捕魚人及林業工作者都會增加下背痛的機率。

這些資訊除可提供民眾做為警惕，即一旦產生下背痛的症狀，除了就醫尋求正確診斷，也應檢討自己的工作性質和時數，並設法減輕工作壓力和心理負擔；當然也同時可做為雇主、政策擬定者的重要參考，以共同減少民眾下背痛的發生。

5. 自體免疫疾病與高血脂症

（1）膽固醇的發現：膽固醇的結晶首先於1733年由膽結石中被分離出，1815年法國化學家雪弗盧（Chevreul）將它命名為膽固醇（希臘文：chole為bile膽汁，steros為solid硬的意思）。

（2）膽固醇的來源：膽固醇在體內主要由肝臟製造，食物也是重要來源，蛋黃、海鮮、肉類、內臟等皆含有高膽固醇。膽固醇是細胞結構的重要成分，也是荷爾蒙的重要原料。對人體正常的生理機能的維持非常重要。

（3）膽固醇過量：當血中總膽固醇量高於200mg/dl，被視為過量，易沉澱形成血管斑塊，阻礙血液循環，造成心血管疾病。膽固醇本身無法溶解於血液中，需要脂蛋白運送，脂蛋白則略分為兩種：

高密度脂蛋白
High Density Lipoprotein，HDL

又稱α–脂蛋白，正常值為＞60mg/dL，可將組織血管的膽固醇攜回肝臟代謝排除，因此HDL較高有助於降低動脈硬化的危險，俗稱「好的膽固醇」。

低密度脂蛋白膽固醇
LDL-C

又稱β-脂蛋白，正常血清濃度：＜130mg/dL，攜帶膽固醇由肝臟送到身體其它部位，顆粒較大無法透過血管壁為組織吸收利用，會依附在血內壁而在動脈管壁堆積，造成動脈硬化，被認為是「壞的膽固醇」。

6. 奎寧與細胞自噬

　　諾貝爾獎的發現其實離我們也不遠！106年諾貝爾醫學暨生理學獎，於10月3日在瑞典斯德哥爾摩，頒給了日本東京工業大學名譽教授，也是分子細胞生物學家大隅良典（Yoshinori Ohsumi），表彰其發現了細胞自噬（autophage）的現象。此一發現將有助了解細胞如何自行循環回收，以及相關疾病的治療機轉和治療契機。

　　自噬，簡單而言，是細胞好死或歹活的過程。細胞可吞噬自身細胞質蛋白或細胞器後死亡，求一好死；或細胞在惡劣生存環境下，藉分解或再利用已失去作用的蛋白質，以有限的養份斷尾求生，並掙扎歹活。

　　臨床上，當使用化療或標靶藥物治療癌症時，即可讓癌細胞陷於艱困環境，多數細胞會投降而被化療藥物殺死，但總有負隅頑抗者能以細胞自噬的機制，利用自身辛苦盤得的養份歹活，繼而產生抗藥性，再伺機而動，使治療功虧一簣。也因為這個機制的發現，使臨床上能更周詳的設計，在以化療藥物殺死癌細胞的同時，再合併抑制細胞的自噬功能，斬斷其退路，從而增強抗癌療效。

　　風濕疾病常用的藥物奎寧（hydroxychloroquine，必賴克廔），就是細胞自噬的抑制劑，臨床癌症治療上，也已將奎寧和化療藥物併用，並獲得不錯成效。

發表在2016年7月Oncotarget上的文章，即發現併用奎寧與Vorinostat（伏立諾他），即可因抑制細胞自噬功能，而增強治療大腸直腸癌的藥效。發表在2014年6月ClinCancer Res上的文章，也發現併用奎寧與Tamoxifen（太平洋紫杉醇），亦可因抑制細胞自噬功能，而增強治療乳癌的藥效。

　　此外，發表在2012年4月FASEB J的文章顯示，全身性紅斑性狼瘡病人的細胞自噬作用有缺陷，無法有效清除細胞代謝物，也是引發自體免疫現象的成因，並因而提供了未來治療的可能性。而發表在2013年5月Ann Rheum Dis的文章也顯示，類風濕性關節炎病人，受到大量發炎性腫瘤壞死因子的影響，可刺激並活化破骨細胞的自噬作用，致增強骨關節破壞。因此適當的藥物如奎寧即可以藉抑制自噬作用，來減緩骨關節的破壞。

　　這些醫藥新知不但使我們更瞭解疾病，也可以進一步發現一些常用藥物如奎寧的更多益處，除了讓醫師使用上更具信心，也應可讓擔心服用奎寧會造成皮膚變黑，或視網膜病變的病友們獲得更大的鼓舞。

7. 帶狀疱疹

　　自體免疫疾病患者感染帶狀疱疹後併發中風的危險性，在門診中只是感覺自體免疫疾病患者感染帶狀疱疹的機率似乎不低，帶給病友頗多困擾，但也只是當做一般病人治療，並未有任何特別之處或注意其併發症。

　　事實上帶狀疱疹（herpes zoster）感染，基本上多是由可能已潛伏在體內數十年以上的疱疹病毒（varicella zoster）再活躍所引起。帶狀疱疹被認為是一種伺機性感染（opportunistic infection），通常發生在看來一切如常的所謂正常人身上，病毒再活躍則可能因細胞免疫力減弱而發生。而自體免疫疾病病人若正在使用免疫抑制劑治療，發生帶狀疱疹感染的機率要比正常人高1.5～2倍。

　　臨床上最主要是產生疼痛水泡狀皮膚疹，並沿神經走向呈帶狀分佈，即使1～2週後皮疹消退，仍會長時間遺留劇烈神經痛，導致情緒沮喪，甚至失能，並嚴重影響生活品質。

　　2017年2月發表在美國風濕學院官方雜誌《Arthritis & Rheumatism》的文章，特別注意到自體免疫疾病患者有增加感染帶狀疱疹疱疹後中風的危險，他們整理了2006年1月1日到2013年12月31日醫療保險申報資料中267906位罹患自體免疫疾病且併發中風的病人，經排除一些變數後，43527位病人列入分析，其中3080位帶狀疱疹病毒感染且合併腦神經併發症，35953位帶狀疱疹病毒感染無其他併發症。

分析結果顯示，在帶狀疱疹病毒感染且合併腦神經併發症又沒有接受治療後90天內，中風發生率為2.3／100位病人／每年，相對於單純的帶狀疱疹病毒感染，接受抗病毒藥物治療且無併發症的病人，在366～730天內，中風發生率為0.87／100位病人／每年；在調整多項中風相關變數後，在帶狀疱疹病毒感染後90天內併發中風，較感染後366～730天內併發中風的發生率為1.36倍，若帶狀疱疹病毒感染且合併腦神經併發症90天內併發中風的發生率則為2.08倍，而即時的抗病毒藥物治療則可將併發中風的機率降為0.83。

這個研究顯示，自體免疫疾病患者若有帶狀疱疹病毒感染，在三個月內有2倍中風機會。這個發現對風濕科醫師及病人都是重要資訊，因此不但積極的抗病毒藥物治療是必要的，更要警覺於預防後續較高機率的中風可能性。

自體免疫疾病與高血脂症：心血管疾病無論在類風濕性關節炎或全身性紅斑性狼瘡，都是健康的殺手，也是死亡率增加的重要因素，因此這類自體免疫疾病的預後，當然和心血管疾病危險因子中的高血脂症相關，也是臨床治療上不可忽略的因素。

根據2016年4月（Seminars in Arthritis and Rheumatism）文獻，就全身性紅斑性狼瘡而言，血脂異常在診斷之初的比率約為36％，經過三年治療後，可攀升到60％，病人表現的血脂異常主要和高劑量類固醇的使用（每天30mg以上）及腎病症候群相關，甚至和產生抗脂蛋白脂肪酶抗體有關；而就類風濕性關節炎而言，高血脂更可加重關節破壞，既然無一好，自然應加以控制，無論是食物或藥物。

風濕疾病的預防與治療

3-1 風濕疾病的預防

1. 類風濕性關節炎的預防之道

　　類風濕性關節炎是一種高強度發炎性且深具破壞性的慢性關節炎，其成因迄今未明，卻令人聞之色變而亟思預防之道。唯現有証據已顯示，類風濕性關節炎絕非單一因素或壞運、或原罪或某一特別蛋白質分子引起的自體免疫反應所造成。基本上，應可視為是多發性因素所造成的集體風暴。

　　事實上，研究報告已顯示，在類風濕性關節炎成形之前，一些迄今原因不明的自體免疫抗體或自體免疫T細胞已先出現，並開始破壞關節。目前並已確認類風濕性關節炎源自一些特別的遺傳和環境因子影響。而這些逐漸釐清的機轉，將有助於找尋新的、潛在的治療標靶，從而發展預防之道。

　　研究顯示，在紅血球中，omega-3脂肪酸濃度越高，抗環瓜氨酸（CCP）抗體及類風濕因子（RF）陽性反應的比率越低。表示omega-3脂肪酸可能可以保護類風濕性關節炎的發生。而流行病學研究則顯示吸菸（增加1.5到3.5倍）、口服避孕藥及omega-3脂肪酸會影響臨床前的自體免疫反應，從而影響類風濕性關節炎的發生。此外，空氣污染、VitaminD則僅影響類風濕性關節炎已發生後的病程而已。（Rheumatology（Oxford）2016；55（2）：

367-76）。這些都值得我們借鏡且從善如流。

發表在2017年4月Annals of Rheumatic diseases的文章，以問卷調查方式做前瞻性的研究，探討飲食習慣與發生類風濕性關節炎的關係。結果顯示多吃水果蔬菜全麥、少吃紅肉、低身體質量指數（BMI）、偶喝適量的酒，可減少類風濕性關節炎的發作。

國際上的一些研究也指出，對可能罹病的高危險病人（類風濕因子RF及抗CCP抗體皆陽性，有一些發炎現象且發炎標記上升），可給予單一劑量莫須瘤（Rituxan）（PRAIRI研究）。而APIPPRA研究則顯示，對高危險病人（RF及CCP抗體皆陽性或CCP抗體陽性反應且為正常值上限3倍以上），可給予單一劑量恩瑞舒（Abatacept）。而StopRA研究則顯示，對高危險病人，可給予奎寧（Hydroxycholoroquine）預防。

因此，依目前證據顯示，類風濕性關節炎的預防之道，不外戒菸、保持身材、少吃紅肉及多吃含omega-3脂肪酸的食物（如亞麻籽、胡桃、油脂含量較高的深海魚，如鮭魚、鯖魚等）；或在高危險病人預防性的使用一些藥物來協助。

2. 如何減輕關節疼痛

藥物以外，如何減輕關節疼痛？以睡眠及運動做分析。

失眠與疼痛之間的相關性，一直是臨床上的重要課題。鑑於膝關節退化性關節炎是全世界疼痛最常見的原因之一，美國約翰霍普金斯醫學院Campbell博士，乃進行了睡眠與退化性關節炎疼痛相關性的研究，並發表在2015年10月的《Arthritis Care &

137

Research》雜誌上。

208位臨床試驗參加者，分為有或無膝關節退化性關節炎，及有或無睡眠障礙共四組。疼痛以臨床測試及感覺定量測試記分，睡眠狀況則以問卷、睡眠日誌、腕動計（自動記錄活動狀況）及睡眠生理檢查儀（polysomnography多重睡眠電圖：包含腦波圖、眼電圖、心電圖和肌電圖）記錄。

結果顯示，四組中，膝關節退化性關節炎患者，若同時有失眠問題，則疼痛程度最強烈。顯示疾病與失眠對疼痛的加成效應，讓病人對疼痛更敏感，此為第一次實驗證明失眠與疼痛間的重要相關性。也強調了慢性疼痛病人，改善其睡眠品質的重要性。因此臨床上，在治療疼痛的同時，我們也必須正視改善睡眠品質的重要性。

荷蘭復健與風濕中心的Martin Van der Esch醫師，回顧分析了54個設計有隨機取樣、且有對照組的臨床研究，比較罹患膝關節退化性關節炎病人做著地運動（land-based exercise），與不運動間其關節疼痛度的差別，其結果發表在2015年英國運動醫學雜誌。

一般而言，各研究結果皆認為運動可明顯減輕關節疼痛，並增進關節功能，甚至生活品質的提升。其中12個研究更在追蹤了2～6月後，發現膝關節疼痛仍能持續減輕。

過去我們普遍認為，活動會消耗關節，甚至確實在活動後會感覺不適，但事實上，只要勿過度運動或過於劇烈，且是有指導下的運動，一般是不會有任何不良作用的。即使膝關節退化性關節炎的病人，騎自行車、游泳或在健身中心運動都不是問題。

近來一些研究也指出，運動與藥物對止痛有類似效果，而前者則更少了藥物的副作用。在這個回顧性分析研究中，並無法特別建議，那種運動對膝關節最好，不過作者也認為，那種運動可能並不重要，而最重要的是要規律性且持之以恆的運動。水中運動雖可活動關節併健身，但因無法增加膝關節負荷，效果不如著地運動。

這個研究報告，給了我們重要的新觀念：即適度運動可明顯減輕關節疼痛，並增進關節功能，且建議要規律、要著地。

3. 預防阿茲海默氏症機制

阿茲海默氏症（Alzheimer´s disease）或稱老人失智症。是一種進程緩慢、隨著時間不斷惡化的神經功能障礙。於1906年，由德國精神病學家和病理學家愛羅斯・阿茲海默首次發現，因而得名。

阿茲海默氏症好發於65歲以上的老年人（約有10％發生率），但有4％~5％的患者會在65歲之前發病。2010年，全球即有將近2100萬到3500萬名阿茲海默氏症患者。

早期症狀，是記不住剛發生的事情，或重複描述當年勇。隨著疾病的進展，症狀可能包括：譫妄、易怒、攻擊性、無法正常言語、容易迷路、情緒不穩定、喪失生存動力、喪失長遠記憶、難以自理生活和行為異常，並逐漸喪失身體機能，最終導致死亡。一般而言，確定診斷後的平均餘命是三到九年。

阿茲海默氏症的真正成因至今仍然不明。危險因子中近七成與遺傳相關；其他的相關危險因子有：頭部外傷、憂鬱症或高血

壓的病史。疾病的進程與大腦中纖維狀類澱粉蛋白質斑塊沉積和濤蛋白（Tau protein）相關。要確切地診斷阿茲海默氏症，需要根據病人病史、行為評估、認知測驗的結果、腦部影像檢查和血液採檢，及神經影像檢查輔助。

目前並沒可以停止或逆轉病程的治療，只有建議年長者多進行高層次思考活動、多運動、多社交、避免肥胖等或能暫時緩解症狀。

4. 半夜腳抽筋的預防與治療

門診連續有病人抱怨半夜腳抽筋，影響睡眠。抽筋即肌肉痙攣，常見原因包括急劇運動、工作疲勞、缺鈣、局部神經受壓或血液循環不良。

若下肢過度使用，如站立、走路或運動時間過長；或休息睡眠不足，過度疲勞皆可導致因血液循環減慢，局部酸性代謝產物堆積，而引起肌肉痙攣。

外界溫度突然下降，夜裡室溫較低，睡眠時蓋的被子過薄，或腿腳露到被外，經冷空氣刺激，亦可因血管收縮，循環不良而抽筋。建議睡前做輕度柔軟運動，腿部熱敷、按摩，以加強局部的血液循環。

老年人或停經後婦女可能缺鈣，平時可適量補充鈣及維生素D，多曬太陽，並注意局部保暖，也要注意體位的變化，如側睡時雙腳相疊，以避免神經血管受壓過久。臨睡前可用溫水洗或泡腳和小腿（**水溫約攝氏40度，浸泡約15至20分鐘**），促進末梢血液循環，避免痙攣。

中老年人如下肢經常抽筋，還必須排除下肢動脈粥樣硬化症。如果發生次數多，持續時間長，又沒有明顯誘因，就應該向醫師師諮詢探究病因。

3-2 風濕疾病的治療

1. 類風濕性關節炎新治療原則

2015年美國風濕學院公布的類風濕性關節炎新治療原則，主要是根據英國研究團隊的報告，並獲得美國風濕學院主席Joseph Flood背書，原則如下：

（1）**早期（＜6個月）類風濕性關節炎**，建議先是用疾病緩解藥物（DMARD），第一線為Methotrexate。

（2）**中或重度類風濕性關節炎**，且治療中惡化，建議使用最低劑量，最短期間的類固醇。

（3）**若無法控制病情**，則組合數種DMARDs，或腫瘤壞死因子抑制劑±MTX或非腫瘤壞死因子抑制劑的生物製劑± MTX，或捷抑炎Tofacitinib＋MTX。

（4）**期間若類風濕性關節炎病情再不穩定**，仍可再用小劑量短期類固醇救急。

第3章　風濕疾病的預防與治療

2. 血液檢查預測腫瘤壞死因子抑制劑治療類風濕性關節炎的反應

腫瘤壞死因子抑制劑（TNF inhibitor）是最早，且能相當有效的治療類風濕性關節炎的生物製劑。唯至少仍有近一半病人無法達到70％的症狀緩解。風濕科醫師都想找到血液生物標記，可早期預測治療反應，以免徒勞無功。

美國研究團隊的研究結果顯示，在治療前如果干擾素Beta／干擾素alpha比值＞1.3代表反應不良，這個檢測方法可以協助醫師和病人預知治療反應，避免浪費寶貴治療時間。

3. 刺激迷走神經治療類風濕性關節炎

我在類風濕性關節炎的領域已超過20年，教課、寫書、做研究，始終站在世界的浪頭上。曾在病友會上應邀講了兩個題目：類風濕性關節炎的憂鬱與類風濕性關節炎的預防、治療與達標治療。稍後問答時段裡，一位病友問了一個問題：「電子晶片治療類風濕性關節炎的可行性」。

乍聽以為天馬行空，回來查了資料，才發現近來神經科學和免疫學的進展，已經定位了調節發炎反應的神經迴路。在被稱為發炎反射的迴路中，刺激迷走神經的動作電位，可有效抑制各類發炎動物模式中的發炎媒介物，如腫瘤壞死因子的產生。

荷蘭阿姆斯特丹大學醫學院的學者Paul P. Tak等，更進一步展開人體臨床試驗，且將研究成果發表在2016年7月著名的國際

期刊PNAS上。他們認為迷走神經是所有神經的總管，受其影響的層面廣泛，且包括心肺功能。如果頸部受到壓迫，人會立即感覺暈眩，甚至死亡。而另一方面，迷走神經也和免疫系統及發炎有關，刺激迷走神經可讓失調的免疫系統重新歸整。

實驗中將治療心律不整的電擊器置於胸前皮下迷走神經上方，每日刺激四次，四個月後，17位對傳統藥物治療無效的類風濕性關節炎病人，關節腫痛減少三分之一，且可明顯抑制腫瘤壞死因子、第一介白質、第六介白質等關鍵性發炎介質的產生；而類風濕性關節炎的疾病活躍性亦明顯下降，且無任何副作用。

這種生物電子醫學治療方式的進展，開創了類風濕性關節炎治療的全新一頁。使用電擊器取代藥物或協助藥物，來治療發炎性或自體免疫疾病的構想確實令人鼓舞。

4. PRP 關節內注射

美國NBA火箭隊中鋒哈沃德（Dwight Howard）自2016年11月19日缺席與湖人的第2次對戰後，便因膝傷長時間未能歸隊。當時報導哈沃德接受富血小板療法，以求儘快讓自己的膝蓋恢復。關於富含血小板血漿Platelet-rich plasma （PRP）關節內注射，是近來興起的一種再生醫療的治療方式，基本理念是：

（1）利用自體血液的所謂自然修復能力，所以乾淨且不會有排斥或過敏反應。	（2）利用濃縮高濃度血小板及血漿中的各種生長因子，嘗試修補自體組織，包括：骨骼、神經、肌腱、半月板、韌帶、軟組織受傷等。

其過程是先抽取10cc自己的靜脈血，加入10％檸檬酸鈉抗凝血劑離心管中分層離心（每分鐘5600轉，6分鐘），取中間層就是血小板含量豐富的血漿。使用時，加入含有10％氯化鈣的生理食鹽水及同體積的100單位／毫升牛萃取的凝血酶（bovine thrombin）加以活化，再注射入關節內。

根據1998年Marx等學者的研究，PRP中，其平均血小板量為一般血液的3倍，2002年Weibrich等學者研究PRP中有高濃度的生長因子包括PDGF、TGF-β1、IGF等。

另一項100位病人，115個關節注射的研究顯示，其療效包括減輕疼痛、增強功能，可至少維持6個月，甚至可持續一年，也沒有特別副作用。與關節內注射玻尿酸比較起來，PRP注射的優勢包括：

（1）**來源更天然**，由雞冠萃取玻尿酸轉為自體血液濃縮血小板血漿，更安全環保。

（2）**注射頻率較少**。唯其問題包括：目前一個月注射一次，屬自費（一次台幣16600元）項目，且可能須連續三個月。生長因子代謝快（常短於一小時），效果堪慮。無雙盲對照組臨床試驗，療效受質疑。因此，目前其仍屬非正規療法。

5. 關節內注射玻尿酸

門診許多退化性關節炎病人，因為關節卡卡或疼痛，常詢問或要求關節內注射玻尿酸（hyaluronic acid），到底這種治療方法是否具有臨床意義？

玻尿酸是由葡萄醣醛酸（glucuronic acid）及N-乙醯葡萄糖胺（N-acetylglucosamine）所組成的葡萄胺聚醣（glycosaminoglycan），可做為蛋白多醣聚集的基礎，亦是具有潤滑與營養作用的關節液及緩衝作用的關節軟骨的主要成分之一，具有高度的保水性、黏性和潤滑作用。隨著年齡增長，關節液中的玻尿酸濃度會逐漸減少，從而降低對關節的保護作用。

發表在2016年3月Seminars in Arthritis and Rheumatism的文章，綜合檢視對有疼痛症狀的退化性關節炎患者，於關節內注射玻尿酸或生理食鹽水的比較結果。

該研究將99個（共14804位病人）合於研究基本條件的隨機性臨床研究做系統性回顧探討，其中71個研究（72%，共11216位病人）有足夠資料做統合分析。

分析結果顯示，就減輕退化性關節炎病人的疼痛而言，關節內注射玻尿酸確實優於生理食鹽水，似乎玻尿酸的關節內注射至少可以舒緩退化性關節炎的症狀。

唯基於該研究並非前瞻性的設計，僅為系統性回顧探討，效力上相對較弱，但因樣本數目很大，仍應可提供臨床做為參考，也顯示關節內注射玻尿酸仍應具有一定的正面臨床意義。

◎ 全身性發炎性疾病的懷孕用藥

門診時常有病友在懷孕與用藥間擔憂躊躇，其間的拿捏與考量，值得我們尋求科學證據，盡量做到萬無一失的評估。

美國風濕學院的官方雜誌《Arthritis &Rheumatologyy》在2014年有一篇研究報告討論到這個議題。在美國，估計有超過450萬病人受到全身性發炎性疾病，如類風濕性關節炎、全身性紅斑性狼瘡、乾癬性關節炎、其他發炎性關節炎及發炎性腸道病變的影響。這些疾病因為常發生在生育年齡的婦女，所以此時的治療用藥即顯得相當重要。

如果罹患自體免疫發炎性疾病的病人，在懷孕時並無明顯症狀，當然即不需要特別的免疫抑制治療，也就不會有後續的問題；但若病情仍然活躍，即須考量是否適合受孕，設若已受孕且不能或不願終止，即須考量適當的免疫抑制治療，因為畢竟病情的活躍性與懷孕的結果息息相關，且不能因懷孕即忽視對母親疾病的治療，也就必須找尋一條母子均安的道路。

由病人的角度可能會問，懷孕了該不該停止治療？萬一病情活躍，對胎兒及母親本身的影響為何？若需要治療，該使用那一種免疫抑制劑較安全？

由醫師的角度則必須考慮，使用免疫抑制劑的時機、種類、及藥物分別對胎兒與母親的好處和危險。

由研究報告瞭解，在非生物製劑的免疫抑制藥物中，若於懷孕期間使用奎寧（hydroxychloroquine）和環孢靈（cyclosporine）

147

是相對安全的。奎寧可通過胎盤，但對胎兒的先天性缺陷、胎兒存活或早產卻沒有影響。

另由器官移植時孕婦使用環孢靈的經驗顯示，環孢靈雖然有可能產生早產、胎兒低體重的危險，但卻不致至於有造成胎兒先天性缺陷的問題。此外，硫鳥嘌呤（Thiopurines）、移護寧（azathioprine）或美克多能錠（mercaptopurine）可用於治療發炎性腸病變及類風濕性關節炎等自體免疫疾病的藥物，也因胎兒無法將其代謝為活化產物，反而相對安全。

若孕婦使用山喜多（Mycophenolate），則可能造成嬰兒小耳症microtia、唇裂及其他先天缺陷。另即使有研究認為滅殺除癌錠

美國食品藥物管理局則將這些藥物分為以下各級提供參考：

	非生物製劑類的免疫抑制藥物	生物製劑類的免疫抑制藥物
人體試驗對胎兒沒有危險	無	無
動物試驗對胎兒沒有危險，但未經人體試驗證明	斯樂（Sulfasalazine）	恩博、復邁、欣普尼等
動物試驗有一些胎兒危險性，卻沒有足夠的人體試驗證據	奎寧、環孢靈	安挺樂、莫須瘤、恩瑞舒
對胎兒有明確危險性，但可能好處超過危險	移護寧、癌德星、山喜多	無
對胎兒有明確危險性，且危險絕對超過可能的利益	滅殺除癌錠、艾炎寧	無

（methotrexate）在治療類風濕性關節炎時的極低劑量或許安全，但以其強烈的致畸胎效應，且造成的胎兒死亡率及併發症比率都是最高，仍應不得在懷孕期間使用。艾炎寧（Leflunomide）的效應則基本上類同於滅殺除癌錠。

一些研究已經顯示生物製劑中的腫瘤壞死因子抑制劑對生產結果並無顯著不良影響。唯另有研究在併用腫瘤壞死因子抑制劑和移護寧時，雖然不會產生先天性異常，但卻會增加新生兒感染率。

如果依照此分類標準，當然是越前面的越安全。有了基本認知，經綜合判斷後，臨床使用起來必然會更得心應手，當然也就可以減少用藥時的徬徨和焦慮。

6. 關節腔內注射玻尿酸

關節腔內注射玻尿酸這項療法，基本上是用於非發炎性關節炎，如退化性膝關節炎病人，症狀輕微，且其他保守療法無效時。並不適用於所有的關節炎病患。若已有明顯關節間隙消失或是骨骼磨損破壞的話，便不建議使用玻尿酸療法。

玻尿酸是關節軟骨細胞外基質重要的成分之一，由N-乙醯神經氨酸與葡萄糖醛酸所組成的長鏈多醣分子。玻尿酸是哺乳動物組織中含量最豐富的醣胺多醣，在軟骨、結締組織及皮膚中濃度都相當高，而人體內最大的儲存處則為可動關節的關節液。

在關節腔內，玻尿酸主要是由關節滑膜纖維母細胞製造。在類風濕性關節炎病人的關節液中，因去聚合作用，使得玻尿酸的

分子量及黏性降低，導致潤滑作用降低，也可能是關節炎惡化的重要原因之一。

1942年安德魯‧巴拉茲（Endre Balazs）首先於糕點中以玻尿酸取代蛋白，並持續此領域的研究。關節內注射玻尿酸則是他於1970年提出一種所謂黏性補充的概念，主要是藉由外來的玻尿酸來補充關節內因發炎而減少產量或減弱功能的內生性玻尿酸。

1970年代他的研究團隊研發出了第一代低分子量玻尿酸，早期的代表產品為Healon（主要用於眼科）和Hylartil-Vet（為動物用藥）。專為人類關節所用的關節內玻尿酸注射液則在1980年代被研發出來，此玻尿酸屬低分子量，約50萬到120萬道爾頓。

巴拉茲認為理想的玻尿酸關節內注射液應該要有較高的黏性及較長的存續時間，較高的黏性可以提供關節更好的潤滑及吸收震動的效果，較長的存續時間可以給與關節更長時間的保護。

1990年代，巴拉茲成功研發出了第二代高分子量玻尿酸（Hylan），進而被應用在治療關節炎上，高分子量玻尿酸關節內注射液與人體內生玻尿酸物理能效最為相似，分子量同為6百萬道爾頓，外觀很黏稠，確具高度黏性及較長的存續時間。

此外，有研究指出，若將高分子量的玻尿酸注射到關節腔內，那麼玻尿酸分子將會附著到關節軟骨表面，產生保護軟骨的效用，至於整體的療效評估，包含疼痛指數、疼痛頻率與發炎指數等，則因不明原因而有明顯的個體差異。

玻尿酸注射治療對於初期的膝蓋退化性關節炎患者有顯著療效，安全性高、副作用少且輕微。

目前健保對玻尿酸用於退化性關節炎的治療規範甚嚴，患者必須經復健或其他藥物治療六個月無效，且未達置換人工關節的嚴重程度，年齡超過60歲，健保才能給付。玻尿酸每周注射1次，1個療程共打5次，新型的玻尿酸則有1個療程施打3次的劑型。

7. 治療 ANCA 抗體相關的血管炎

2014年11月6日發表在新英格蘭醫學雜誌《NEJM》的研究顯示，治療ANCA抗體相關的血管炎，以大劑量類固醇或靜脈注射cyclophosphamide先誘導緩解，再比較使用莫須瘤或移護寧做維持治療的優劣。方法為用莫須瘤（rituximab）500毫克第一天、14天、6個月、12個月、18個月；對照組用移護寧（Imuran），2毫克／公斤體重持續一年，再每公斤體重1.5毫克6個月，再每公斤體重1毫克4個月。

之後再追蹤6～10個月。結果顯示莫須瘤組5％有血管炎復發，但移護寧組則佔29％，且後者尚有近一半病人有腎臟侵犯。兩組副作用無顯著差別，顯示莫須瘤對於ANCA陽性的血管炎，有其優越性。

8. 奎寧與視網膜病變

2015年9月，英國Gordon醫師在《Rheumatology》雜誌發表了這篇報告。奎寧（Hydroxychloroquine）以其相對於其他疾病緩解抗風濕藥物（DMARDs）較佳的安全性及耐受性，被廣泛用來治療全身性紅斑狼瘡、類風濕性關節炎及乾燥症等自體免疫疾病。唯其獨特的副作用：視網膜病變，卻深受矚目，且令使用者掛心。

事實上，臨床上因奎寧造成的視網膜病變極為少見，但畢竟眼睛是靈魂之窗，且其病變的特性包括：症狀不易察覺、一旦產生幾乎不可逆、且在停藥後仍可能持續進行等，故仍必須謹慎。

視網膜病變的危險因子包括：每日每公斤體重使用劑量超過6.5毫克（一顆奎寧200毫克），使用累積劑量超過1000克（相當5000顆），連續使用超過5年，肝腎功能不全，過去已有視網膜病變病史，或年歲大的老年人等。

眼科醫師可使用光學同調性斷層攝影術（optical coherence tomography），眼底自動螢光（fundus autofluorescence），多焦視網膜電圖（electroretinogram）等檢查，提供視網膜結構與功能最早變化的訊息，此外，傳統的中心視野檢查也可作為篩檢之用

可惜的是，迄今仍無真正能既敏感又準確偵測奎寧引發視網膜病變的工具。更受爭論的問題是何時？何人？該接受篩檢，且該如何篩檢。無論如何，這篇報導仍提供了我們許多重要資訊，值得參考及運用，而我們能做的則是儘量避免以上提及的危險因子，並依據用藥須知，每半年至一年到眼科檢查視網膜。

9. 人格特質影響治療

目前醫學上大致已能接受，基於不同遺傳基因與血清學標記，應採取個人化，即因人而異的治療策略之概念。但個性或人格特質（personality）對治療的影響，臨床上雖屢見不鮮，卻鮮少有深入討論或有較科學性的研究報告。

所謂人格特質，依照心理學家們所制定，且被廣泛使用的，包括外向性（extraversion，活潑親切、愛交朋友）、神經質（neuroticism，緊張焦慮、感情脆弱）、和善性（agreeableness，信任、溫厚）、嚴謹自律性（conscientiousness，自律、有組織）、和開放性（openness to experience，有想像力、富創意）等五大類型。

發表在2016年9月國際期刊Rheumatol Int的文章，則研究類風濕性關節炎病人的人格特質，探討其與是否接受或拒絕早期積極治療之間的關係。研究彙整兩家醫院共計176位類風濕性關節炎病人（80％為女性，平均年齡55歲），有系統的記錄其基本、臨床、與治療資料，病人也必須填寫Eysenck人格特質問卷、疼痛相關自我評估及疼痛相關控制等表格。

所謂積極治療，被定義為病人在治療第一年即接受兩種以上病程改變抗風濕藥物（DMARDs）或生物製劑，並以多元回歸分析（Multivariate logistic regression analysis）檢視人格特質與積極治療之間的關係。

在176位類風濕性關節炎病人中，被認為接受積極治療的佔了57.9％，其中過半（50.8％）屬外向性人格特質者，神經質人

格特質者則明顯較低，只佔29.5％。並顯示神經質人格特質者，因為比較更容易擔心害怕、不當聯想和過度慮病，比較排斥積極治療，尤其較少接受病程改變抗風濕藥物（DMARDs）與生物製劑併用的連合治療。

　　顯然結果一如我們臨床所觀察到的，對疾病越能樂觀以對者，會比鬱鬱寡歡者更能配合藥物治療與療程安排；而醫師在面對較神經質的病人時，也應該花更多時間和這類病人多講解溝通，使他們願意接受更積極的治療來面對疾病並克服疾病。既然已無法避免，既然碰上了，與其怨天尤人倒真不如開朗面對了。

3-3 | 風濕疾病用藥新知

1. 舒樂津

治療口乾症的原則在減輕症狀、治療造成口乾的潛在疾病及預防併發症（包括蛀牙、念珠菌感染等）。

局部治療包含嚼食無糖口香糖，使用潤滑凝膠、噴霧、化痰藥或是人工唾液等，唯效果有限，嚴重的口乾症病人可能需要使用刺激唾液分泌的藥物來做治療。唾液的分泌主要受到副交感神經的影響。目前核准使用在口乾症治療的藥物有舒樂津（Salagen）及愛我津（Evoxac）。

◎ 適應症

包括：修格連氏症候群（Sjogren´s syndrome）所引起的口乾燥症，及因頭頸部癌放射線治療造成唾腺功能減低而引起的口乾燥症。

◎ 作用機轉

舒樂津為擬副交感神經作用，為非選擇性蕈毒鹼（muscarinic）接受體刺激劑，具有刺激外分泌腺（包含汗腺、唾腺、淚腺、胃、胰、小腸及呼吸道黏膜等腺體）分泌的作用。

155

Pilocarpine開始作用的時間大約是在服用後30分鐘，藥效只能維持2～3小時，在使用數週後，症狀會漸漸改善，不過通常要持續服用至少2個月。

◎ 副作用

流汗（>10％）、熱潮紅（>10％）、頭昏（>10％）、多尿（>10％）、腹瀉（1～10％）、頭痛（1～10％）、過度流涎、消化不良、緊張、發冷、視覺模糊、噁心、頻尿、虛弱無力、鼻炎、搔癢、耳鳴等。

●**舒樂津對於心血管系統**：因血管擴張作用，可能產生短暫性低血壓的情形；此外，亦有造成心跳變慢的可能。

●**舒樂津對於腸胃道的作用**：包含平滑肌刺激，可能造成張力及活動力的增加、痙攣和裡急後重。泌尿道、膽囊及膽管的平滑肌張力亦可能會增加。

◎ 使用方式（口服）

●修格連症候群：每天4次、每次5mg。

●放射線之口乾燥症：每天3次、每次5mg，可增加劑量至每天3次、每次10mg，單次最大劑量為每次10mg。

●肝功能不全（中度）：要酌情減量。

◎ 使用禁忌

未控制的氣喘、狹角性（閉角性）青光眼、嚴重肝功能異常

病人。心臟傳導或心律障礙患者亦應審慎使用。有腎結石或膽結石病史者使用時亦應特別謹慎。

◎ 懷孕分級

屬C級（動物實驗顯示對胎兒有害但缺乏控制良好的孕婦實驗；或缺乏動物實驗或孕婦實驗數據），基本上不建議使用。

Evoxac愛我津膠囊（Cevimeline HCl，30mg／顆），每日可口服3次，每次30mg。能更選擇性地作用在蕈毒鹼接受器（muscarinic receptor, M3）（分佈在唾腺和淚腺）上，因此理論上可以更有效地增加唾液分泌並減少其在心血管和肺部方面的副作用。

Cevimeline藥效持續時間較pilocarpine長，但是開始作用的時間較慢。因為缺乏臨床試驗的資料，目前無法得知cevimeline和pilocapine那個副作用較少或是那個效果較佳。其餘皆與salagen略同。

2. Statin 藥物對類風濕性關節炎的保護效應

Statin的作用是抑制肝臟製造膽固醇的關鍵酵素HMG-CoA還原酶，進而減少血中所謂的「壞膽固醇」，即低密度脂蛋白（LDL）的量。

常用的Statin類藥物有很多種，包括simvastatin（Zocor）、atorvastatin（Lipitor）、fluvastatin（Lescol）、lovastatin

（Mevacor）、pitavastatin（Livalo）、pravastatin（Mevalotin）、rosuvastatin（Crestor）等。

過去一項大型研究顯示，Statin除降低血脂肪並減少心臟病發作或中風的機率外，還可減少全身的發炎反應，尤其是能抑制血管發炎，甚至抑制乳癌、前列腺癌與肝癌等癌症的發生率。

Statin的副作用，則包括高血醣，可能增加得到第二型糖尿病的機率，也可能會造成肝指數上升，以及肌肉痛、肌肉炎、頭暈、頭痛、失眠、噁心、嘔吐、腹痛、腹脹、腹瀉、便秘、皮疹等症狀。2009年發表在Ann Rheum Dis的文章，評估降血脂statin類藥物對類風濕性關節炎的保護效應。研究利用資料庫中的大數據，取40～89歲間的病人分成三組，並由三組中分析類風濕性關節炎的發生率。

第1組	第2組	第3組
為高血脂症病人有服用statin或其他降血脂藥物。	為已經診斷為高血脂症病人卻未服用降血脂藥物治療。	再隨機選取25000名既未診斷高血脂症也未服用降血脂藥物治療者。

研究結果顯示，服用Statin類降血脂藥物似乎對產生類風濕性關節炎具保護效應。當然這類回溯性的研究有其限制，可信度自然低於前瞻性研究，唯整體而言，看來不吸菸與保持血脂正常，對預防類風濕性關節炎似乎是應該要做的事。

3. 非類固醇抗發炎藥物

對於類風濕性關節炎或其他慢性關節炎，長期使用非類固醇抗發炎藥物（NSAID），是否會造成腎功能下降，是醫、病雙方皆關心的議題。

在2015年4月由瑞士Burkhard Moller等醫師，發表於最佳風濕學雜誌《Annals of the Rheumatic Diseases》的研究顯示，在利用1996至2007年4101位類風濕性關節炎病人，追蹤3.2年後，其中2739位非類固醇抗發炎藥物的使用者，包括1290位病人用的是Cox2選擇性的非類固醇抗發炎藥物（如希樂葆、萬克適、骨敏捷），另1362位類風濕性關節病人，並未使用非類固醇抗發炎藥物。

研究以腎絲球濾過率（GFR）來做評估，發現如果基礎腎絲球濾過率超過每分鐘30c.c，則是否使用非類固醇抗發炎藥物，並無顯著的差異；且長期使用非類固醇抗發炎藥物，也不致造成腎功能下降。

除非使用前已有慢性腎臟病，且基礎腎絲球濾過率低於每分鐘30c.c，才會有所差別。而是否使用Cox2選擇性或非選擇性的非類固醇抗發炎藥物間也無差別。當然，必須要提醒的是，研究設計並非雙盲，即醫師可能已因病人的狀況及合併症，做了藥物的選擇或劑量的調整，而讓差異變小；且研究中也未顯示其累計劑量或是否有合併使用其他如利尿劑、抗生素、降血壓藥物等訊息。

該研究顯示，腎絲球濾過率低於每分鐘30c.c.，是使用非類固醇抗發炎藥物的禁忌，臨床上需特別注意；否則，應可安心服用，而不必擔心非類固醇抗發炎藥物會影響腎功能。

4. 糖尿病藥物治療狼瘡

美國佛羅里達大學研究人員日前報導，經過兩年研究，常用於治療糖尿病的藥物：Metformin將成為狼瘡治療上的新選擇。

Metformin主要的藥理作用是能夠降低肝臟糖分的生產，降低小腸對糖分的吸收，以及增加胰島素對糖分的充分利用，最後達到降低血糖的目的。

根據美國狼瘡基金會報告，全球有超過500萬狼瘡患者，美國本土每年即有16000個以上新診斷的病人。基本上，狼瘡因為免疫系統失調，身上產生對抗自己健康細胞組織器官的抗體，而產生病變。

研究人員的起心動念是因為分泌抗體的白血球是靠葡萄糖為營養劑，因此嘗試用治療第二型糖尿病的第一線用藥~~metformin減緩糖代謝，竟使狼瘡小鼠及狼瘡病人的白血球功能回到正常，且減少自體抗體的製造。

Morel醫師是由癌症治療也是靠限制癌細胞代謝而獲得靈感。這是個極富啟發性的研究，也有令人振奮的成果，下一步研究團隊將以人體試驗證明其未來可行性。總之，世界上有許多研究團隊都在努力試圖控制或治癒這個疾病，且讓我們安心的拭目以待。

5. 狼瘡性腎炎與 Janus 激酶抑制劑

　　過去已知在狼瘡性腎臟炎的致病機轉中，發炎性細胞激素扮演著關鍵性的角色，而Janus kinase（JAK-STAT，Janus激酶）則負責發炎性細胞激素影響細胞功能的訊息傳遞者角色。因此理論上，抑制JAK就應該可以抑制細胞內由發炎性細胞激素引發的訊息傳遞，從而抑制發炎及後續的免疫反應。

　　基於此原理，Tofacitinib（捷抑炎，Xeljanz）是第一個被美國及國內通過可用來治療類風濕性關節炎、乾癬及僵直性脊椎炎的口服小分子JAK抑制劑。發表在2016年6月Arthritis Res Ther的文章，就在探究這類新穎的Janus激酶抑制劑，對狼瘡性腎炎的治療效果。

　　以6個月大的狼瘡小鼠（NZB/NZW/F1）進行動物試驗，分為兩組，一組不予治療做為對照，另一組則以JAK抑制劑治療，經12個月後，再評估狼瘡小鼠的腎功能、抗ds-DNA抗體、腎臟組織病理變化、腎臟組織上補體與免疫球蛋白的沉積、T細胞與巨噬細胞的浸潤、腎臟發炎基因的表現及血液中細胞激素的變化等。

　　研究結果顯示，JAK抑制劑使用12周後，相較於對照組，可明顯降低尿蛋白，減少抗ds-DNA抗體，減少補體與免疫球蛋白在腎絲球上的沉積，促進腎功能及改善腎臟組織病變，減少腎臟組織上T細胞與巨噬細胞的浸潤、腎臟發炎基因的表現，以及血液中細胞激素的變化。

這個結果明顯展現了JAK抑制劑對治療狼瘡性腎炎，至少在動物試驗上是有效的。也因此在未來面對狼瘡性腎炎及其他自體免疫疾病，或許又多了一項新治療利器。

6. 可以停用腫瘤壞死因子抑制劑嗎？

類風濕性關節炎病人接受腫瘤壞死因子抑制劑治療的長期安全性（感染發生率、疫苗反應及懷孕）。腫瘤壞死因子抑制劑臨床上用於治療中至重度類風濕性關節炎病人已超過十年。發表於2017年2月Ann Rheum Dis的研究文章，分析了15132位使用復邁（Adalimumab）治療類風濕性關節炎的病人，特別針對感染發生率、疫苗反應、及懷孕結果做長期安全性的研究分析。

結果顯示，治療過程中產生嚴重感染和肺結核的發生率分別為每年每100位病人中各為4.7及0.3次。僅2位病人有B型肝炎復發；如果以復邁＋滅殺除癌錠（MTX），和單獨使用滅殺除癌錠（MTX）病人間，在實驗室檢查方面並無差異。

使用復邁（Adalimumab）治療類風濕性關節炎病人中，接受流感疫苗注射，和未接受流感疫苗注射的病人，產生流感相關併發症的比率分別為5％和14％。就懷孕結果而言，有無使用復邁，其所產生的重大天生畸形以及自發性流產比率也無差異。

此研究進一步確認且擴展了過去對腫瘤壞死因子抑制劑治療安全性的認知，也進一步確認了流感疫苗注射的益處。

RA病人若病情穩定，可以停止腫瘤壞死因子抑制劑TNFi嗎？上次我們曾提出寧減勿捨的觀念。TNFi非常有效，但在

病情穩定後，停止效應則不清楚。最新研究又顯示817位病情較穩定的RA病人，且在過去6個月服用穩定的疾病緩解藥物（DMARD）下，其中65％病人停止使用腫瘤壞死因子抑制劑，35％病人繼續使用。結果停止使用組中有46.9％疾病惡化（DAS28≥0.6），而繼續使用組只有9.4％。停止使用組中平均約14周即回到低活躍性，約6個月產生第一次惡化。

結果有明顯差異，顯示用比不用好，但因仍有53.1％病人即使停用一年仍無惡化的狀況。結論是可以嘗試在低度活性時試停藥，約有一半的機會成功。當然若失敗，可再恢復使用。因實驗設計上無減藥組，所以和前次寧減勿捨觀念並無衝突，即再加一句，若捨半可，不成再用。

7. 藥物引起的色素沉著

在門診中，很多年輕的婦女病人在猶豫推遲，她們擔心的正是藥物引起的皮膚色素沉著，黑了印堂、壞了容顏，而迷惑在面子、裡子的掙扎中。

人體皮膚的顏色，主要是由存在於皮膚中的黑色素細胞產生的黑色素，因產量和所在部位的深淺而表現出不同的色調，而黑色素細胞則可受到雌性激素和紫外線等的影響，使數目與活性皆大量增加，而改變皮膚的顏色。

另一個可能的黑色素細胞刺激物即藥物，可引起色素沉著的常見藥物包括：

抗精神疾病的藥物	如chlorpromazine，色素沉著常見於陽光曝曬處，也可見於眼結膜。
抗癲癇的藥物	如phenytoin，約10%病人會在顏面或頸部有色素沉著。
抗瘧藥物	如hydroxychloroquine。
化療藥物	如cyclophosphamide、bleomycin、adriamycin，指甲亦可見帶狀或全面性色素沉著。
心律調節藥物	如amiodarone，色素沉著常見於陽光曝曬處。
抗生素	如四環素、美滿黴素。

　　抗瘧藥物（必賴克瘦，簡稱奎寧，hydroxychloroquine）是我們主要討論的內容，奎寧基本上是較為安全與溫和的免疫抑制劑，使用範圍包括治療類風濕性關節炎、乾燥症及紅斑性狼瘡等自體免疫疾病。

　　唯大約1/4連續服用抗瘧藥物的病人會在面部、頸部、下肢或前臂陽光曝曬部位的皮膚，有灰黑的色素沉著。右圖所示左邊為服藥病人的手臂，右邊為正常人手掌，顏色差異明顯。且不但在皮膚上，指甲床、角膜、視網膜亦可見色素沉著。至於是什麼原因導致色素沉著，仍不是非常清楚，只是在皮膚下會出現黑色素（melanin）及血鐵

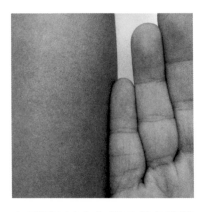

▲手臂(左)有灰黑色的色素沉著。

素（hemosiderin）沉積，可能是藥物和黑色素結合形成複合物而累積性的沉著。而陽光曝曬的角色應該不重，因為即使口腔黏膜內也可見色素沉著。

當然，如果只是淺淺著色但療效甚佳，且不須職業性的面對群眾，仍然會堅定的推薦，因為畢竟奎寧是相對溫和與安全的免疫調節藥物；反之，就必須有同理心的減量或停用換藥，而皮膚著色也通常會逐漸趨於平淡地回歸正常。

8. 你必須要知道的 MTX

你必須要知道的MTX（Methotrexate，胺基甲基葉酸）：

◎ 為什麼重要？

全球超過七成類風濕性關節炎病人使用中，為目前評估新治療法藥效的黃金標準。藥效顯著且迅速（三～六週即可見效），病患的接受度高，且價格相對便宜，臨床上已有使用超過四十年的經驗，對使用其他傳統疾病修飾抗風濕藥物無效的病患仍然有效。

◎ 是癌症用藥嗎？

藥袋上商品名常印為：滅殺除癌錠，而引起質疑恐慌。1948年該藥初被用來治療急性白血病，直到1962年才開始被用來治療類風濕性關節炎，但後者使用劑量相對較低。癌細胞與關節滑膜細胞皆為快速增生細胞，該藥因抑制葉酸參與細胞核酸合成而抑制細胞增生，故藥效卓著。治療類風濕性關節炎與癌症自屬風馬

牛不相關，但卻有異曲同工之妙。

◎ 為何要併用葉酸？

MTX顧名思義為葉酸拮抗劑，常見副作用包括腸胃不適、口角炎、肝毒性、肺纖維化或骨髓抑制等，皆可能因葉酸受抑制引起，所以可藉由每日使用1毫克葉酸減輕其副作用。使用葉酸也可以降低對心血管有害的同半胱胺（Homocysteine）的產生。

◎ 到底該怎麼服用？

標準用法為每周3～6顆（2.5毫克一顆，每周7.5～15毫克），每12小時一顆，連續服用。但3顆同時服用也可。是脈衝治療的觀念，密集治療並充分休息。

◎ 有那些注意事項？

因50～60％的MTX會與蛋白質結合，因此如果血中白蛋白下降時，未與蛋白質結合的藥物變多，就要考慮減藥。MTX主要由小便中排泄，所以腎功能不佳的人也要特別注意藥物毒性問題，並減少劑量或換藥。

另因MTX具有肝毒性，所以必須勸導病人戒酒，使用前要先幫病人檢測是否為B型及C型肝炎帶原者，並且定期（每隔四～八週）檢查患者的肝功能指數。唯若有肝功能指數上升，通常併用葉酸、減藥或停藥即可恢復。另MTX具胎毒性，懷孕為使用禁忌，基本上此藥為相對安全且有效。

9. 捷抑炎 Tofacitinib

Tofacitinib（托法替尼，商品名：Xeljanz捷抑炎）是口服 Janus kinase 激酶抑制劑，可抑制發炎物質的細胞內訊息傳遞，而抑制發炎。是目前剛核准可用於類風濕性關節炎、乾癬等免疫疾病的小分子生物製劑藥物，特點在口服。

2015年11月發表於Arthritis Research & Therapy的一項隨機、有安慰劑做對照組的研究報告顯示，611位對疾病修飾藥物（DMARD）反應不佳的類風濕性關節炎病人，經隨機分為4組：

1. 服用Tofacitinib早晚各5毫克6個月。

2. Tofacitinib早晚各10毫克6個月。

3. 先安慰劑3個月再Tofacitinib早晚各5毫克3個月。

4. 先安慰劑3個月再Tofacitinib早晚各10毫克3個月。

結果顯示，經過3個月後，無論服用Tofacitinib早晚各5或10毫克，在評估的各方面，包括病人整體疾病活性評估、病人對疼痛評估、病人對健康評估問卷、醫療成果身心評估、慢性病治療功能評估等都有顯著進步。

此外，Tofacitinib服用後約兩周即可看到效力，甚至僅三天即可見到病人整體疾病活性評估及病人對疼痛評估的進步。當然某些數據上，Tofacitinib早晚各10毫克比早晚各5毫克更佳。

這個研究顯示，針對對疾病修飾藥物（DMARD）反應不佳的類風濕性關節炎病人，即使僅單獨使用Tofacitinib早晚各5毫克治療三個月，也會見到明顯改善，並至少持續6個月以上。

另一項耶魯大學醫學院皮膚科助理教授Brett King博士發表在2015年6月Journal of Investigative Dermatology的研究顯示，Tofacitinib每日10毫克2個月，可讓Alopecia universalis（全身性禿髮症）的病人長出頭皮和面部的毛髮，此外，發表在JAMA Dermatology一位53歲白斑婦女，在服用Tofacitinib2個月後，皮膚色素逐漸回復。這些都是令人鼓舞的訊息，值得大家瞭解參考，當然感染、致癌、胃潰瘍等生物製劑類似的副作用仍需謹記於心。

10.Tofacitinib 控制狼瘡及其血管病變

先天及後天性免疫反應失調，一般被認為是引發全身性紅斑性狼瘡及其血管病變的主要致病機轉。迄今為止，還沒有任何藥物可同時抑制全身性紅斑性狼瘡的發炎反應，及其心血管併發症。即如類固醇，也常是背道而馳的顧此失彼。

當與發炎反應有關的細胞激素和在細胞膜上的接受體結合後，細胞內的酵素：Janus激酶（JAK）便會將交互作用所產生的訊息傳送出去，從而影響免疫細胞功能造成病變。

Tofacitinib（xeljanz，抑捷炎）是一種JAK抑制劑，可抑制和狼瘡致病相關的多種細胞激素的細胞內訊號傳遞，在臨床上於包括類風濕性關節炎等許多自體免疫疾病上都顯示重要療效。因此

美國國家衛生院的學者即做了一個研究，並且發表在2017年1月的Arthritis & Rheumatology。

他們以標準的狼瘡實驗小鼠MRL/1pr做動物模式，用Tofacitinib或對照的一般食物餵食。治療性的餵6周，預防性的餵8周，再比較藥物治療與未治療兩組間腎炎、皮膚發炎、血液中自體免疫抗體、細胞激素濃度、單核細胞的形態及基因表現、血管內皮細胞的血管舒張素及血管內皮細胞的分化等差異。

結果顯示，以Tofacitinib治療的一組，在狼瘡疾病活躍性方面，包括腎炎、皮膚發炎、血液中自體免疫抗體量等皆有明顯改善。此外，以Tofacitinib治療的一組，狼瘡小鼠血液中的發炎性細胞激素濃度亦明顯下降，而脾臟及腎臟組織的干擾素（狼瘡病人會產生多量干擾素造成血管病變）反應也下降。另一方面以Tofacitinib治療的一組，可明顯增加血管內皮細胞的血管舒張素及血管內皮細胞的分化，且其效果顯現在治療和預防上。

此一研究顯示，Tofacitinib至少目前在動物實驗上有相當潛力，可同時治療狼瘡的症狀及其血管的病變，此一發現令我們深受鼓舞，也深值我們關切追蹤其後續發展。

11. 安挺樂與早期類風濕性關節炎

2015年10月發表於Annals of the Rheumatic Diseases的文章顯示了Tocilizumab（TCZ，Actemra，安挺樂）對於早期類風濕性關節炎的療效。安挺樂，是第六介白質接受體抗體，第六介白質則是類風濕性關節炎重要的發炎介質，安挺樂可以有效抑制第六介白質引起的發炎效應。在這個雙盲、隨機、有對照組的嚴謹臨床試驗中，1162位未使用滅殺除癌錠（MTX）的早期類風濕性關節炎病人，被隨機分配到四組：

1. 安挺樂（4毫克／公斤體重）＋MTX。

2. 安挺樂（8毫克／公斤體重）＋MTX。

3. 安挺樂（8毫克／公斤體重）＋安慰劑。

4. 安慰劑＋MTX。

其中1157位參加研究的病人中，經治療6個月後，無論安挺樂（8毫克/公斤體重）＋MTX，或安挺樂（8毫克／公斤體重）＋安慰劑，皆明顯較安慰劑＋MTX組有更多的病情緩解（DAS-28<2.6）。治療52周後，安挺樂（8毫克／公斤體重）＋MTX，比安慰劑＋MTX，無論在X-光影像或身體功能上，皆有更明顯的進步；而藥物副作用，在各組間則並無明顯差異。

結論是，無論合用安挺樂＋MTX，或單獨使用安挺樂，皆對早期類風濕性關節炎病人有效，並優於單獨使用MTX。

12. 抗風濕藥物與死亡率

2015年2月發表於世界風濕學最高排名的雜誌《Ann Rheum Dis》，一篇由德國醫師Listing J.等人發表的文章，主要探討類風濕性關節炎之疾病活躍性及類固醇、腫瘤壞死因子抑制劑和莫須瘤治療，對死亡率的影響。

經調整病人年齡、性別、吸菸及其他疾病等因素後，研究結果顯示，追蹤過程中，在8908位病人中，有463位死亡，若病人有持續性、高活動性疾病（DAS28 >5.1），其死亡機會是持續性、低疾病活動性（DAS28<3.2）的2.43倍。若關節功能差，且以每日大於5毫克類固醇治療者，病人死亡率也會增加。

但若以腫瘤壞死因子抑制劑，和莫須瘤或其他生物製劑治療，對比滅殺除癌錠（methotrexate），則死亡率明顯下降，分別是0.64,0.57,及0.64倍；即使只是曾用過一段時間的腫瘤壞死因子抑制劑和莫須瘤，死亡率也會降為只有0.77倍。

這個研究結果顯示，若病人長期處於高疾病活動性，死亡率確會增加，因此有效地控制疾病活動性即益顯重要。而腫瘤壞死因子抑制劑，和莫須瘤的確比傳統抗風濕藥物有其功效。

這個研究給我們許多重要訊息，證明臨床上為何醫師要那麼在意疾病活躍性的控制，且不贊成長期使用類固醇的道理。

13. 奎寧的療效

修格連症候群臨床上最常使用的治療藥物即是奎寧（hydroxylchloroquine）。2014年7月曾發表在內科重要雜誌《JAMA》上文章顯示，在120位修格連症候群病人身上使用奎寧或安慰劑24周，評估乾燥，疼痛和倦怠三者有二，達＞30％以上減少的比率，分別為17.9％和17.2％，並無差別，在抗-SSA抗體量上也無差別。

當然這個研究提醒我們的是也許實驗時間仍不足，或者方法仍不夠精準，但至少若6個月病人仍無感，我們就必須慎重再考慮減或停藥的利弊得失。

14. 使用生物製劑的胃腸道穿孔

胃腸道穿孔是類風濕性關節炎或其他自體免疫疾病病人，接受生物製劑治療，所產生極為少見的副作用。

2016年6月由美國伯明罕大學研究群，發表於美國風濕學院官方雜誌《Arthritis & Rheumatology》的文章，將2006～2014年，共167109位類風濕性關節炎病人，其中4755位使用tofacitinib（2.8％，捷抑炎，Xeljanz），11705位使用tocilizumab（7.0％，安挺樂），115044位使用（68.8％）抗腫瘤壞死因子抑制劑，31214位使用abatacept（18.7％，恩瑞舒），4391位使用rituximab（2.6％，莫須瘤），分析其產生胃腸道穿孔的比率。這個用藥的分佈比率讓我們對美國醫學中心使用生物製劑的狀況，也有簡單的認識與瞭解。

　　根據這個研究，相較於使用抗腫瘤壞死因子抑制劑的病人，恩瑞舒的使用者一般年齡較大；捷抑炎、莫須瘤的使用者一般年齡較輕；而使用安挺樂的病人則與使用抗腫瘤壞死因子抑制劑的病人年齡相彷。

　　產生胃腸穿孔的發生率，若以（每1000位/每年）計算，在捷抑炎為1.29位，在安挺樂為1.55位，在恩瑞舒為1.1位，在莫須瘤為0.73位，在抗腫瘤壞死因子抑制劑為0.46位。

　　相較於使用抗腫瘤壞死因子抑制劑的病人，使用捷抑炎和安挺樂產生下胃腸道穿孔的機會明顯升高（分別為使用抗腫瘤壞死因子抑制劑的3.4與2.55倍）。相關的預測危險因子則包括病人年齡較老、合併有憩室或胃腸病變、每日使用類固醇量超過7.5毫克；而上胃腸道穿孔的發生機會在該研究比較的各類藥物間則並無差異。

　　雖然這類回顧式的研究，爭議點甚多，但因病人群體大，仍具參考價值，主要在提醒正在使用捷抑炎和安挺樂的醫師和病人，相較於其他生物製劑，更要稍微提高警覺，不要忽略了下胃腸道不適的症狀及極微的穿孔可能性。

15. 降尿酸藥物 Allopurinol

　　1966年8月19日在美國經食藥局認證上市，主要作用為降尿酸，已是近50年老藥，因為使用者眾多，且為世界衛生組織明訂的健康系統重要藥物。故簡單介紹我們該知道的事。

◎ 如何降低尿酸？

尿酸的升高，只有兩個原因，生成太多或排泄不足。因此臨床上也有兩類藥品來治療，一種是減少尿酸生成，一種是增加尿酸的排泄。Allopurinol的作用機轉是抑制黃嘌呤氧化酶（Xanthine Oxidase），即為減少尿酸生成。

◎ 何時當使用 Allopurinol？

尿酸鹽製造過多時。在平常飲食下，二十四小時尿液尿酸排出量大於八百毫克，或在限制嘌呤飲食下，二十四小時尿液尿酸排出量大於六百毫克即認為是生成過多。

腎結石	腎功能不全	痛風石沉積
年齡超過六十五歲	對促尿酸排泄藥不耐或無效。	細胞溶解治療前（如癌症化療）之預防性治療。

◎ 腎功能不全時為何要減量？

Allopurinol口服吸收後，大部分被快速代謝成具有活性的oxypurinol。但oxypurinol由腎臟排除的速率很慢，半衰期約13到18小時，使用於腎功能不全的病人時，很容易蓄積，因此給藥時應依據病人的腎功能減量。

◎ Allopurinol 的副作用？

　　最令人擔心的就是藥物過敏，輕者可起皮疹，嚴重者可產生致死性史帝文生-強生症候群（Stevens-Johnson Syndrome, SJS）或毒性表皮壞死溶解（Toxic Epidermal Necrolysis），表皮會產生水泡且擴散至整個顏面及身體。研究顯示Allopurinol藥物過敏與人類白血球抗原HLAB*5801相關，醫院可以檢測。

◎ 使用注意事項？

　　急性發作時，如已長期服用則繼續；如平日未服用，此時不宜突然加藥，以免因血中尿酸值不穩定，甚至已沉積組織的尿酸結晶再掉落關節液或溶入血液而加重病情。可待病情緩解後，再開始降尿酸。

16. 風濕病人的懷孕用藥

　　英國近來一篇調查報告（Rheumatol Int, 2013）顯示，僅有低於2/3的風濕科醫師和1/3強（39％）的產科醫師，會提供患有風濕疾病的婦女病人，有關懷孕時服用免疫調節藥物的正確衛教及建議，原因之一即其共識仍然不明。

　　2016年5月，在美國風濕學院官方雜誌《Arthritis & Rheumatology》又發表了一篇有關風濕疾病懷孕時使用免疫調節劑的文章。

　　美國哈佛醫學院的教學醫院，布里根暨婦女醫院的醫師們，將2001～2012年罹患全身性紅斑性狼瘡（佔37.7%）、類風

濕性關節炎（佔37.4％）、乾癬性關節炎及僵直性脊椎炎（佔13.7％），及另外11.1％有混合病症，共計2645位且在懷孕前至少三個月服用免疫調節劑的女性病人做分析。

依在懷孕前至少三個月服用免疫調節劑的內容而言，全身性紅斑性狼瘡的病人中，服用類固醇的佔64.1％，服用奎寧（必賴克瘻）的佔60.9％，且近一半的病人在懷孕後的前三個月仍繼續服用（類固醇的佔32.8％，奎寧的佔34％），而在懷孕中期三個月及懷孕後期三個月繼續服用類固醇的比率分別為29.7％及28.4％；服用奎寧（必賴克瘻）的比率分別為24.1％及23.0％，似有隨孕程發展而遞減的趨勢。

另有近四分之一（26％）的病人在懷孕後會停用懷孕前使用的免疫調節藥物。值得注意的是，在懷孕前並未服用，反而懷孕後的前三個月、中期三個月及後期三個月，新開給類固醇的比率分別為8.3％、8.8％及9.5％。而在懷孕前並未服用奎寧，反而懷孕後的前三個月、中期三個月及懷孕後期三個月，新開給奎寧的比率分別為8.9％、5.8％、及5.4％。

而罹患類風濕性關節炎女性病友，在懷孕前最常使用的免疫調節藥物的前五名分別為類固醇（60.4％）、奎寧（19.5％）、恩博（17％）、滅殺除癌錠（14.9％）、及復邁（8.1％）；而另依序有25.1％、7.5％、6.5％、2.3％、4.2％在懷孕後的前三個月仍持續使用上述藥物。

在懷孕中期及後期三個月，仍繼續服用類固醇的比率分別為21.7％、19.5％；仍繼續服用奎寧的則劇降至2.5％、2.3％；繼續

恩博的為2.5％、2.0％；繼續服用滅殺除癌錠的為0.1％、0.2％；繼續使用復邁的為1.4％、1.0％。

而在懷孕前並未服用，反而懷孕後的前三個月、中期三個月、及後期三個月，新開給類固醇的比率分別為9.0％、10.9％及9.3％；新開給恩博的比率分別為4.5％、1.3％及1.5％。其他新給的藥物則不常見。

罹患乾癬性關節炎及僵直性脊椎炎的病人，在懷孕前三個月使用類固醇的佔73％、恩博佔16％；而在懷孕後的前三個月使用類固醇佔11.6％、恩博佔5.2％；在中期三個月及懷孕後期三個月，使用類固醇分別佔8.8％、5.5％，使用恩博分別佔2.2％、1.9％。

罹患乾癬性關節炎及僵直性脊椎炎的病人，在懷孕期間多（61％）停止服用這類免疫調節藥物，但全身性紅斑性狼瘡及類風濕性關節炎也許因為病情較嚴重，則分別僅有26％及34.5％。

整體而言，類固醇與奎寧（*必賴克廔*）無疑仍是懷孕期間最常用的免疫調節藥物，不過由2001～2012年，類固醇使用已由54.4％降至42.4％；反之，生物製劑則由2001年的5.1％升至2012年的16.6％。

這些數據提供我們許多有趣的資訊，這個趨勢也是我們應該要掌握與瞭解的，也才更能在臨床使用上與進退間，越趨成熟穩健與得心應手。

18. 換標靶藥物

◎ 標靶的選擇？

換標靶：使用生物製劑，若對第一次使用的腫瘤壞死因子抑制劑效果不彰時，到底該轉換另一種腫瘤壞死因子抑制劑，或是該跳脫腫瘤壞死因子抑制劑範疇，改以非腫瘤壞死因子抑制劑取代，另選其他標靶，是臨床經常需面對的問題。

法國Strasbourg大學醫院，全身性自體免疫疾病國家中心Jacques-Eric Gottenber醫師，2015年在美國風濕學院年會發表多中心、隨機、且有對照組的研究，由醫師將292位第一次使用腫瘤壞死因子抑制劑治療類風濕性關節炎，且反應不佳的病人，隨機分為兩組，一組改用非腫瘤壞死因子抑制劑，包括abatacept（恩瑞舒），rituximab（莫須瘤），tocilizumab（安挺樂）；另一組則改換其他類腫瘤壞死因子抑制劑，包括adalimumab（復邁），certolizuma（賽妥珠），etanercept（恩博），或infliximab（Remicade），經過48周治療後做評估。

結果顯示，改選其他類非腫瘤壞死因子抑制劑，對疾病控制的效果，優於只在腫瘤壞死因子抑制劑範圍內，再換其他類腫瘤壞死因子抑制劑。

這個研究結果顯示，當使用第一種腫瘤壞死因子抑制劑效果不佳時，可能換一個標靶會是較好的選擇。

19. 硫酸軟骨素

2015年5月1日，比利時學者Henrotin博士，在退化性關節炎研究的世界大會中，發表chondroitin sulfate（硫酸軟骨素：胺基多糖，是軟骨、硬骨、血管基質、及其他結締組織的主要成分）加上glucosamine hydrochloride（鹽酸葡萄糖胺）比非類固醇抗發炎藥物，能更有效減少退化性關節炎的軟骨破壞。

該研究包括606位退化性關節炎病人，一組接受400毫克硫酸軟骨素加上500毫克鹽酸葡萄糖胺，每日三次；另一組則每日服用非類固醇抗發炎藥物celebrex（希樂葆）200毫克，並以血液中生物標記Coll2-1（第二型膠原素，為軟骨中重要成分）為生物標記，追蹤6個月。

研究結果證明，接受400毫克硫酸軟骨素加上500毫克鹽酸葡萄糖胺的組，較服用非類固醇抗發炎藥物組，可明顯降低Coll2-1。證實硫酸軟骨素與鹽酸葡萄糖胺合用，更能有效保護軟骨，尤其是罹患退化性關節炎的病人。

門診常有退化性關節炎的病人，要求用非類固醇抗發炎藥物止痛消炎，常回以殺雞焉用牛刀，這個研究證明我們的堅持是正確的，對被歸類為非發炎性關節炎的退化性關節炎而言，這個研究也告訴了我們治療的選擇。

20. 核醫藥物（唾液腺核子醫學掃瞄）

　　門診常見口乾舌燥且懷疑為乾燥症的病人，根據診斷標準，唾液腺核子醫學掃瞄亦為確認口腔乾燥的檢查之一，且不似唇部切片痛苦。

　　檢查前，先禁食3小時以上。檢查的方法是將放射線同位素Tc-99m，10毫居里（mCi）打入血管，經唾液腺攝取並顯影；注射後立即進行頭頸部前方連續照影，在注射後15分鐘時，要病患口含濃縮檸檬汁，可增加唾液排出量，隨後再連續照影15分鐘。整個檢查需時約30分鐘，以評估該藥物在兩側耳下腺，頷下腺與口腔內分佈的情形。隨後並被排出至口腔中。照影檢查時，只需靜靜躺著，不會痛苦，且罕見過敏等現象。

　　檢查所用藥物雖具放射性，但半衰期只有6小時且非常微量，基本上並不會對受檢者或家人造成傷害。唯為維護兒童與孕婦之安全，檢查當日請盡量減少近距離接觸（一公尺以內）。掃瞄結果的判讀分為0、1、2、3、4級。

21. 腫瘤壞死因子抑制劑與腫瘤

研究顯示，腫瘤壞死因子（Tumor Necrosis Factor）和類風濕性關節炎（RA）的發炎致病機轉，有絕對性的關係。各大藥廠據此，投入能量，研發新一代所謂標靶治療的生物製劑。

腫瘤壞死因子抑制劑（TNFi），首獲美國食品藥物管理局通過治療RA，一時風起雲湧，蔚為風尚。唯顧名思義，腫瘤壞死因子若受抑制，是否會引發腫瘤，此質疑一直以來深受矚目。與腫瘤關係要考慮兩個層面：

◎ 癌症發生率

研究顯示RA病人罹患淋巴癌的機會本來就較一般人略高，且與其發炎程度相關；但發生乳癌與大腸癌的機會則較低。追蹤研究29555位RA病人也顯示，美國前十大癌症的發生率並未因使用TNFi而增加。（Arthritis & Rheumatism2013；65:48-58）。

◎ 癌症復發率

當使用TNFi治療RA時，癌症復發率也深受矚目。2014年8月發表在ARD的研究顯示，針對143位罹患RA，且合併已治療過的乳癌患者，經4.9年後，使用與未使用TNFi，乳癌復發率分別為千分之15與千分之16／人／年，並無差別。唯另有研究指出，黑色素細胞癌因復發機率較高，是目前唯一需要注意的癌症。（BMJ 2013；346:1-12）。

22. 類固醇對間葉幹細胞的毒性

　　類固醇對間葉幹細胞的毒性的文章曾發表在2015，Clinical Orthopedics and Related Research。我們已經知道類固醇對軟骨細胞有傷害性，間葉幹細胞則是軟骨細胞與其他肌肉骨骼組織的原始細胞，且本身即具有抗發炎角色。主要研究目的是在瞭解類固醇對這類再生細胞的影響。

　　研究過程中，間葉幹細胞分別與0、3.125、6.25、12.5、25、50、75、100％等不同濃度的類固醇培養24小時。結果顯示不論何種類固醇，隨著劑量增加，皆可明顯降低間葉幹細胞的活性；換句話說即類固醇會降低組織的修復再生能力。

　　比較類固醇對這類再生細胞的影響，以dexamethasone最小；triamcinolone及methylprednisolone次之；而betamethasone最大。目前醫院臨床上用的是triamcinolone，當然亦會對細胞再生造成影響。所以臨床上除非不得已，應避免做關節內注射；如真有需要，也不能過於頻繁。教科書建議，同一關節，一年內不宜超過三次，似乎其來有自。

第4章

生活保健與健康飲食

4-1 生活保健醫學新知

1. 如何為身體充電？

　　哈佛醫學院發行的《健康》雜誌，提供了增強個人能量的十招，值得介紹與推廣，其內容分享如下：

　　(1) **舒解壓力**：壓力造成的情緒波動會消耗大量能量，讓人萎靡不振。減輕壓力的方法包括設法找親人或好友訴說、加入支持性團體或尋求心理治療。其他方法還包括打坐、自我催眠、瑜珈、太極等皆或多或少能幫助舒壓。

　　(2) **避免過勞**：覺得倦怠的重要原因之一即過勞，過勞的原因可源自事業、家庭和社會義務。首要之務是應將必要的活動依重要性安排先後順序，如果有必要，更要設法向外求助，不要悶著忍耐，而造成體能過勞成疾。

　　(3) **運動**：運動不但是能酣然入睡的保證，運動也能讓身體細胞獲得更多能量，並帶動氧氣循環。運動也能促使身體釋放腎上腺素和去甲基腎上腺素，讓人感覺充滿活力，運動無分種類，能動，即使步行，都是好的開始。

　　(4) **避免吸菸**：吸菸有礙健康應該已是常識，因菸草內含的尼古丁可刺激心跳、升高血壓、刺激腦波活動而影響睡眠。吸菸

可引起失眠造成無精打采，甚至在入睡後仍可能因菸癮而被自發性喚醒，並打斷睡眠。

（5）**有效睡眠**：睡眠要有效率，必須先認知到底需要多少睡眠時間，如此即可減少躺在床上翻來覆去卻無法入睡的痛苦，建議方法是避免白天打瞌睡：第一天，先比平時晚點上床，且設定只睡4小時，如果感覺4個小時睡得還不錯，第二天就可再多睡15～30分鐘，睡得好還可以慢慢加長。

（6）**吃得巧**：建議少量多餐，因為大腦需要持續且穩定的營養供應，所以建議少量多餐，如此應可以減少倦怠感。少量是可少到幾片水果或幾粒堅果。

（7）**選擇低升糖指數的食物**：升糖指數（Glycemic index）用於衡量糖類對血糖的影響。在消化過程中能迅速分解，並且將葡萄糖迅速釋放到循環系統的糖類，具有高升糖指數。反之，在消化過程中緩慢分解，並且將葡萄糖逐漸釋放到循環系統的糖類，具有低升糖指數。低升糖指數食品包括全穀類、高纖蔬菜、堅果、橄欖油等，大多有益健康。一般而言，高碳水化合物食物有最高的升糖指數，蛋白質與脂肪的升糖指數則趨近於零。

（8）**咖啡因提神**：喝杯咖啡可讓頭腦清、敏銳；唯若飲用過量或太晚，則反而可能造成的失眠問題，此須自我調整。

（9）**節制飲酒**：避免於下午精神不濟的最佳方法之一即是午

餐避免飲酒，因為酒精產生的嗜睡作用會在下午最強。同樣，如果希望晚上精神好，晚餐也不宜喝太多，因此飲酒應該節制，才能永保精力旺盛。

（10）多喝水：身體缺水的徵象就是全身倦怠無力，水是維繫生命的根源，多喝水絕對有益增強活力。

以上是身體充電的十招提供參考，希望大家都有用不完的精力，且用於正途，使身體健康、生活美滿。

2. 類風濕性關節炎的生活方式

類風濕性關節炎生活方式的改變：睡眠、戒菸、保持心情輕鬆、減少壓力及避免處於過冷的環境。

（1）**安排適當活動**：在不勉強的前提下，盡可能自己打理日常活動，以維持關節活動和肌力。

（2）**保護關節**：盡量採取保護關節的動作，避免低頭看書。

（3）**善用輔具**：例如外出採買東西時，可以攜帶輕量型的購物拖車，讓行動生活更便利。

（4）**服用omega-3脂肪酸**：有益心臟及血壓，改善憂鬱症、癌症、糖尿病、失智症及類風濕性關節炎等。

（5）**高鈣**：乳製品、蛋黃、黃綠色蔬菜。

（6）**維生素**：乾香菇、肝臟、蛋黃。

（7）**高鉀**：生菜、南瓜、水果、海藻。

(8) **優良脂質**：魚肉所含的脂肪對RA患者有助益。

(9) **均衡飲食**：每日攝取2000～2200大卡 發炎症狀嚴重的時候應攝取更多熱量。

(10) **注意飲食**：避免過量鹽分、脂肪、肥胖、抽菸、零食。

3. 健康生活習慣與全身性紅斑性狼瘡

西班牙Huerta醫師，回顧MEDLINE、EMBASE、和SCI／SSCI所發表的，有關於生活習慣對於全身性紅斑性狼瘡疾病活躍性影響的21篇醫學研究文獻，並將分析結果發表於2015年9月《Seminars in Arthritis & Rheumatism》雜誌。

這些研究結果顯示，抽菸會增加狼瘡疾病的活躍性，及其皮膚病變的發生和惡化。有氧運動，就全身性紅斑性狼瘡而言，是安全的，且能增加運動耐力及身體功能，並減輕因疾病而引起的疲倦、焦慮、沮喪，同時提升生活品質。此外，多元非飽和脂肪酸，對全身性紅斑性狼瘡病情與症狀亦有幫助。

根據此文獻回顧的研究結論顯示，戒菸、有氧運動、適當飲食，對病情及身心狀況都會有所助益，提供病友們參考。

4. 全身性紅斑性狼瘡 10 項保健重點

(1) **工作**：我從不建議病友一罹病就停止工作，但也許應依健康狀況做一些調整。紅斑性狼瘡病友沒有什麼工作是不能勝任的，當然可能需要盡量避免太大的壓力和過度的勞累；對光敏感者，應避免陽光曝曬的工作；而有雷諾氏症候群的病友，則應避免冷凍環境。重要的是要在工作中尋求自我肯定，並儘量避免成為家庭的負擔。

(2) **休息**：病友宜盡量避免熬夜、過度疲累或過長的工時，除建議夜眠充足外，白天亦盡量能有30～60分鐘的休息，所以適時的午休非常重要，同時亦應避免過多、過大的壓力。原則是感覺累了就要休息。疲憊是病情活躍的重要指標，千萬不得勉強。

(3) **運動**：運動可以促進血液循環，增強心肺功能，並保持肌肉、關節的強度和靈活性，對任何人都有助益，狼瘡病人自不例外。只要不是傷害性、碰撞性的，並且避免日曬過多、過度疲勞，適當運動都是應該鼓勵的。

但關節發炎、疼痛腫脹，則仍應暫作休息。適當的有氧運動，可改善血氧的代謝能力及功能，同時也會減低全身性紅斑狼瘡病友的倦怠感。有氧運動建議最好是每週三次、每次30分鐘以上。運動的目標以達到最高心律的60～80％最為恰當。

(4) **休閒活動**：休閒活動是不應受影響的。若體力較差，可以室內靜態活動代替室外動態的活動。出國旅遊的安排，則要考慮病情與體力，同時攜帶每天服用的藥物，甚至備用小劑量類固醇；若有可能，儘量與主治醫師保持連繫，以便急需，並且隨身

攜帶中、英文病情摘要。

（5）**避免日曬**：紫外線是皮膚紅斑重要的惡化因子，同時也可能活化病情。患者應隨時注意防曬。平時應選用防曬係數（SPF）15以上之防曬產品，以杜絕紫外線之傷害。亦宜盡量避免曝露在早上十點以後至下午四點以前的強光。

如果要在戶外活動，除了擦防曬產品外，還應戴帽子，並穿著長袖衣物以隔絕陽光，要注意的是並非只有在戶外才會接觸紫外線，室內的日光燈、鹵素燈、影印機的強光一樣有紫外線，所以即使足不出戶，也應防止長時間接觸。

（6）**生育**：由於大多數病友都在生育年齡發病，自然會擔心結婚和生育的問題。根據研究，狼瘡病友的生育能力並未受影響，只有大約四成的病人會有流產、早產和死產的併發症。

紅斑性狼瘡病友血清中若含有抗磷脂質抗體，容易造成血管栓塞，胎盤壞死而造成流產。三成的病人血中含有抗SSA抗體，這些病人懷孕時，1/10的胎兒會有心律不整。因此建議在懷孕之前，應做好相關檢查。

女性病友避孕宜避免使用口服避孕藥，以避免內含的女性激素（動情激素），使病情轉劇。

（7）**預防感染**：無論紅斑性狼瘡疾病本身，或是使用類固醇或免疫抑制劑治療，都可能造成免疫功能降低，並容易受到細菌、黴菌、病毒等微生物侵犯，而被感染（常見的包括呼吸道感染、泌尿道感染、腸胃道感染及傷口的感染等）。

而感染也會使紅斑性狼瘡的病情惡化，造成惡性循環，因此應盡量注意以下八項原則，以預防感染。

1.避免到擁擠雜亂的公共場所，注意溫差與保暖，且與有感冒症狀者保持距離，並適時接受疫苗注射，以減少呼吸道感染的機會。	2.注意自身的清潔衛生習慣，如常喝水、不憋尿，以減少泌尿道感染機會。
3.避免吃生冷或不潔食物，或暴飲暴食，以降低腸道感染機會。	4.注意小傷口的照顧，若時間久不癒合，即應告知醫師處理。
5.注重住家環境的清潔與通風，減少病媒源的滋生。	6.注重營養與飲食均衡，並保持適度運動以增強抵抗力。
7.當白血球下降、或病情活躍時，即應戴口罩，並減少出入公共場所。	8.居家宜盡量遠離飼養鴿子的場所，以避免隱球菌的感染。

　　(8) **情緒**：由於長期承受疾病及類固醇等藥物的影響，帶來外觀改變或內在的身體不適，易使得情緒緊繃不穩，並常伴隨著憂鬱、無助、與低自尊感。唯情緒和疾病有著密不可分、相互影響的關係，且情緒低落不但影響人際關係，更造成自己與家人的心理負荷。因此病友應積極保持心情愉快，學習接受並與疾病和平共處；而家人與親友更應有足夠的耐心、盡量支持、表達關切體諒。

　　(9) **規則服藥，勿信偏方**：規則服藥是最重要的一環。目前的醫療，可以將大部分的病情控制穩定，千萬不要病急亂投醫，服用偏方而延誤病情。如果打算服用任何的營養補充品或健康食

品，也一定要先與主治醫師做充分討論，接受專業的建議。

（10）**飲食的調配**：飲食的調配分為兩部分，即惡化症狀及有益緩解的食物。前者包括過多的卡路里、蛋白質、高脂肪（*尤其是飽和及omega-6多元不飽和脂肪酸*）、鈉鹽、苜蓿芽、及罐頭或醃製品。後者則有維生素E、維生素A（*Beta-胡蘿蔔素*）、魚油（*omega-6多元不飽和脂肪酸*）、月見草油、亞麻仁籽、DHEA、鈣及維生素D。唯飲食的改變宜在醫師的指導下進行。

因常可能需服用類固醇，易增加骨質流失，且抑制腸道對鈣質的吸收而造成骨質疏鬆症。為了減少因類固醇帶來的副作用，患者飲食應盡量減少甜食及油脂的攝取，增加鈣質的攝取，多喝牛奶、優酪乳及多吃小魚乾、深綠色蔬菜等含鈣高的食物。服用類固醇之患者，每日鈣的攝取要達到1500毫克，若日常飲食不足此量，也可考慮適量補充鈣片。

5. 治療脖子疼痛的最好方法

脖子痠痛是當今3C產品盛行下的產物，已不專屬於年長者的疾病，罹患族群越趨年輕化。美國約翰霍普金斯大學醫學院Cohen教授發表在2014年10月《麻醉學》雜誌的研究指出，根據其多中心169位病人的治療結果顯示，若合併使用類固醇硬膜外注射和物理治療，則3個月後56.9％病人會有明顯改善，比單獨使用各為26.8％及36.7％要好。

因此當碰到這類問題我們的處理方式應包括物理治療，關節活動，止痛藥和硬膜外注射類固醇。當然最重要的還是改變不良習慣。

6. 巴金森氏症降低治療負擔

治療巴金森氏症的「深層腦部刺激器」納入健保給付。健保署為照顧巴金森氏症病患,將自104年1月1日起,將「深層腦部刺激器」(Deep Brain Stimulation,簡稱DBS)納入給付。

此種醫材可產生電流,來調節病患腦內不正常的活動訊息,改善病患過多或異常的動作(異動症),且可有效減少病人未來幾年的藥物用量、看病次數、併發症等,目前自費(大約八十萬元)使用的病人已有多數能重回職場,提升社會生產力及生活品質。唯需同時符合下列條件:

1.	2.
屬原發性巴金森病。	發病五年以上,且經醫學中心評估為藥物治療至少一年以上無反應者或因長期服藥後產生不良反應而無法繼續服藥者。

3.	4.
病人身體其它狀況良好,必須無失智症、無其他嚴重的內外科疾病,以及無藥物無法控制之精神疾病。	病人的腦部磁振造影(MRI)檢查必須正常。

7. 失智症的風險

　　失智症，俗稱老人癡呆症，是一種包含許多症候群的慢性腦部退化性疾病，由於會陸續出現不同的症狀及行為問題，當事人只是逐漸脫離這個社會，照顧者卻常忍受煎熬還疲於奔命，成為家庭嚴峻的精神和經濟負擔，因此是高齡社會的重大醫療照護問題。

　　國內失智症人口約十六萬，榮獲衛福部高齡醫學典範獎的台北榮民總醫院高齡醫學中心研究發現，失智症患者住院的風險較高，與非失智患者相比，前者是後者的2.19倍。失智患者最常住院的原因，包括肺炎、泌尿系統疾病、腦血管疾病等。

　　高齡失智患者一旦生病住院，他們使用安眠藥、抗焦慮藥、抗精神藥、抗憂鬱藥等精神科藥品，是未住院失智長者的1.4倍。整體而言，失智症患者住院後九十天死亡率及死亡風險，較非失智患者要高出八成五至九成二。此外，在歐洲，一個失智老人的照護費用，超出個人平均所得的12％。

　　失智症依臨床表現可分為三大類，其中退化性約佔50～60％、血管性約佔10～30％、及其他型失智症約佔10％。其中退化性失智症最常見的三者為阿茲海默症、額顳葉型失智症及路易氏體失智症。

　　失智症病程常出現不同的症狀，最主要的三大症狀包括：認知狀態、行為狀態及精神狀態的退化。

　　失智症患者還會忘了看診時間，突然生氣罵人，聽信廣告買大量成藥，一次吃下一周的藥量，或老是忘了吃藥等。失智症

雖然是人類老化退化的症狀，但我們還是可以努力減少罹患的機會，例如肥胖、高血壓與糖尿病患者罹患的機率比較大，就要控制飲食和體重，注意營養均衡，建議採用大量蔬果、橄欖油為特色的地中海飲食，與多規律運動；此外，多動腦、多閱讀、多思考，定時參加社團或社區活動，並多與他人互動，都會對病情有所助益。

台灣失智症協會提出「失智症十大警訊」：

1.記憶衰退到影響日常生活，常忘東忘西。

2.無法勝任原本熟悉的事務。

3.說話表達出現問題。

4.喪失對時間、地點的概念。

5.判斷力變差、警覺性降低。

6.抽象思考出現困難。

7.東西擺放錯亂。

8.行為與情緒出現改變：莫名的情緒的鬱悶或暴躁。

9.個性改變。

10.活動及開創力喪失。

8. 視力與失智的關聯

　　根據世界衛生組織統計,全球視力不良族群中,白內障占33％,國內65歲以上老年人口盛行率更達60％。台北榮民總醫院眼科部與神經內科利用健保資料庫,蒐集近50萬名70歲以上、首次確診為白內障的患者,再排除非老年化白內障,或是中風等其他可能造成失智的干擾因素,分成有、無接受手術治療2組,發現接受手術治療者,罹患失智症風險大幅減少23％。

　　此可能因視力模糊,或是景物顏色改變,降低年長族群閱讀書報、看電視,以及與人互動意願,加上生活可能也要依賴他人協助,與自信心下滑等因素,而增加失智症風險。由此可知,要避免失智,除需不斷接受外界刺激,還要盡量維持身體各方面狀況才行。

9. 腦部定位系統與記憶

　　2014年諾貝爾醫學獎公布,一半頒給美裔英籍科學家,倫敦大學的歐基夫(John O′K定位eefe);另一半則由挪威科技大學的夫妻檔科學家,梅伊-布里特‧穆瑟(May-Britt Moser)和愛德華‧穆瑟(Edvard Moser),共同獲得約新台幣3480萬元的獎金。三位得獎者發現腦部定位系統,又稱為腦部GPS,能定位自己空間。

　　全球科學家都想瞭解總數達1013的腦細胞如何運作。1971年歐基夫首先發現腦部定位系統構成要素。他發現大腦稱為海馬迴部位有一種神經細胞,在老鼠走到房間特定地點時就會活化。在

老鼠走到其他地方時，其他神經細胞也會活化。

歐基夫推斷，這些「位置細胞（place cells）」組成房間地圖，協助空間定位。2005年穆瑟夫婦進一步發現大腦定位系統的另一構成要素：網格細胞（grid cell），即大腦將環境分成許多方格，如經緯度，這有助大腦辨識所在位置和起始點的距離。兩者加起來就像一套渾然天成的GPS定位系統。

他們對於大腦空間定位地圖的研究開創了醫學新視野，讓科學家更加了解人類腦部運作，如海馬迴退化，則空間辨識會變差，老化過程中，引起腦部退化性疾病，如失智症或阿茲海默症。

科學家盼未來能透過相關研究了解腦部如何處理空間記憶，進而用藥物或其他方法改變空間記憶有關細胞，並有助於解釋失智症的原因，在動物星球頻道中，我們也看到離巢覓食的老鼠，早已在腦中設定退場路線，在被老鷹追捕的亡命過程中，只管衝刺，方位可能就交給腦中的GPS了。而在台灣拍攝的盧貝松導演電影：露西，也聲稱大腦只開發了10％，也許是只瞭解10％，顯然還有太多的未知值得我們關注探究。

10. 人工智慧的創新

● **智慧是什麼？**根據維基百科的說明，智慧是高等生物（基於神經系統）所具有的一種包含：知識、記憶、理解、聯想、情感、邏輯、辨別、計算、分析、判斷、文化等能力的高級綜合體。特別是擁有思考、分析、求真的能力。

● **智慧如何評量？**智慧是很難量化，如果以測試智商

（Intelligence Quotient，IQ）勉強代表，此商數內容包括語言、數學、空間、圖形、邏輯等項目的評分。如果依結果看，自有天才、平庸、愚笨的優劣高下，但實際上，人類是無法擁有全部能力的。因此才有「天生我才必有用」的說法，也才有各行各業相輔相成的大同社會。

● **何謂人工智慧？**人工智慧（Artificial Intelligence,AI）亦稱機器智慧，是指由人工製造出來的系統所表現出來的智慧。簡單的說就是設法讓機器人擁有人類的能力。

● **人工智慧的範圍：**基本上是以取代人、且超越人為目標。舉凡食衣住行育樂，無所不在、無所不可、且包山包海。因為7-11服務，絕無例休，沒有情緒、埋頭苦幹、不會疏失、忠誠不欺、各行業無不卯足全力的研發。

● **人工智慧成熟後的世界：**1997年，IBM電腦（Deep Blue）第一次贏世界西洋棋冠軍俄國Garry Kasparov；2016年，Google對弈軟體（AlphaGo）贏了世界一流圍棋手李世　，2017年升級後的AlphaGo再連續擊敗世界排名第一的中國棋王柯潔，其可怕程度被形容為就像是一位武林高手讓對方先捅3刀，卻還能戰勝。

人工智慧不斷以人類智慧的集體成就為基礎，更以超越人類智慧為挑戰目標，棋界發生的事件正在我們周邊急速發生，我們的集體智慧成就人工智慧，最終可能戰勝人類智慧，誰將是主人？誰將被奴役？

電影「絕對控制」，智慧家庭的佈建，帶來方便，但若不幸被駭或惡意植入，即可經由網路被全面監控，甚至侵入約會軟

體、醫療體系，製造假象、發出假報告，而產生毀滅性破壞。

　　●**面對人工智慧的態度**：人類窮其一生，因為時間和記憶體的限制，也只能在一個小框框裡沾沾自喜，看到人工智慧的蓬勃發展，更深切體認自己的渺小不足，不過滄海一粟。因此一方面要利用人工智慧的方便，一方面更要發揮創新突破的能力，讓機器人永遠處於模仿階段，且還有模仿不來的事。

11. 人工智慧與醫療

　　當人工智慧在大數據和電子科技的推波助瀾下，飛躍式的進步，人類的智慧是進化，還是反而逐漸退化？當所有知識都有便捷資訊查詢，當鍵入一兩個字就跳出成語，我們的語文能力有無退化？當下一代習慣用電算取代心算，我們的數學能力有無退化？當出門就有GPS、Google map，我們的空間感是否已然迷向？

　　記得當年在美國唸書做研究，在實驗室裡算細胞數和配試劑，第一天心算就嚇到那邊的資深博士研究員，如4.16×5，也不過一個轉念。但他們非要用電算機，因為他們早已習慣電算，反而退化了某些基本能力。

　　未來人工智慧的快速發展，一方面集各聰明人之大成，其集體智慧必然超過絕大多數人類，甚至所有單一人類，而同時間人類智慧卻可能因疏懶而退化。此消彼長間我們將面對怎樣的未來？

　　參與實習醫師的惜別晚會時，我也特別和學生提到比爾蓋茲在推特上給大學畢業生的建言：「他認為未來的三大行業是人工智慧、能源及生技醫藥。」，我恭喜醫學院的學生，畢竟身在一

域，但也提醒當人工智慧侵入生技醫藥，面對的是完全不同的挑戰，不但要適應還要征服並融入，且仍應以嘉惠病人為中心。

當醫師以數據搖桿練習虛擬手術，以虛擬實境（Virtual Reality，VR）為師、以達文西手術機器人開刀，未來的觸感手術剝離腫瘤的技術是否就要失傳？未來師徒制的把手教學是否也走入歷史？對病人是福是禍？

AI全面進入各行各業，走入生活，一片藍海。醫院掛號、結帳、清潔、發藥物、清洗器械、抬送病人、語音問路帶路、測量生命徵象、3D醫材個人化製作等都將被機器人取代；WannaCry病毒的侵入，更提醒醫療資訊安全。

近日日本東京大學報導，IBM人工智慧機器Watson利用10分鐘時間診斷出一名60歲女病人罹患罕見的急性骨髓性白血病，並找到最適合她的療法，目前患者已出院。原來Watson將病人的基因變化與2000萬篇癌症研究論文數據庫進行比較後，提供準確的診斷，並且提出先進且適合的治療方案，才能有此結果。

以造福病人的角度而言，人工智慧的發展自應鼓勵，但脫韁野馬的影響，也必須預防。大量依賴電腦的醫療，電力的穩定是必須的，防駭的等級是最高的；操作的訓練，甚至包括病人端，更無法忽視。而我們更應為了不自廢武功，積極創新才能始終引領風潮，而不致被機器取代。

12. 生物時鐘與生命長度

　　一生中，DNA的化學改變不斷累積，形成為所謂生物時鐘。愛丁堡大學的科學家分析這些改變，發現若生物時鐘年齡超過其實際年齡，則可能會促成較早死亡。

　　這時要問：「什麼是DNA的化學改變？」，科學家所謂的DNA化學變化基本上即為表徵遺傳（Epigenetic）。Epigenetic，Epi在希臘文即代表「外」、或「上」，（upon,on,over）等意；genetic為基因遺傳之意；Epigenetic翻譯為表徵遺傳或核外遺傳，亦即一個細胞或一個多細胞的生物將他的遺傳訊息傳遞給下一代時，不需要將這些訊息編碼在細胞核基因的核甘酸序列中，指的是細胞核外的遺傳。

　　換句話說，如遺傳只限於細胞核內基因，將相對簡單，但生物遺傳的複雜性，可能尤在其核外遺傳。外在化學反應不斷衝擊，生物也不斷調整改變。這些化學變化並不會改變DNA的基本序列。但卻會在胞嘧啶（cytosine）-磷酸-鳥糞嘌呤的guanine部位形成甲基化。DNA甲基化雖不影響序列，但可影響基因活躍的程度，且在一生中不斷變化。如抑制細胞癌變的基因被壓抑，則就可能產生癌症。

　　而那一些DNA會被甲基化則端視生活型態，環境因素及基因變異。愛丁堡科學家的研究，包含5000位較年長者，皆評估其生物時鐘年齡，即DNA甲基化年齡，經由抽血檢查，追蹤14年。

　　其研究結果顯示如DNA甲基化年齡（*生物時鐘年齡*）比實際

年齡高5年以上，則死亡危機粗估會高21％；如經調整孩童時期智商、教育程度、社經階層、高血壓、糖尿病、心血管疾病等因素，死亡危機前者仍高16％。

可惜的是，目前為止，仍不清楚是那些生活型態或遺傳因子會影響生物時鐘年齡。但DNA甲基化程度的測量對壽命的預估似乎較過去所稱的一般因素，如抽菸、糖尿病、心血管疾病等更為準確。這一部分的研究，即如何防止DNA過度甲基化，可能會對人類壽命的延長與健康的維護扮演關鍵性角色。

13. 體重過重的危機

體重過重一直是下肢關節和脊椎疼痛問題的罩門，因為下肢關節無論髖、膝、踝、趾關節和脊椎正是支撐體重的重要支柱，理論上撐不住了自然喊疼，再就只有腫起來公告周知的提醒大家。門診常給相關病友減輕體重的真心建議，卻屢被認為是卸責之詞，也一直沒有較科學的數據佐證。

2016年2月發表在Arthritis Care & Research的文章以353位體重過重或肥胖的婦女為對象，研究體重對發生退化性關節炎的影響。

研究設計以體重減輕5公斤，或5％體重為目標，經30個月追蹤，依美國風濕學院所訂退化性關節炎的診斷標準，包括臨床和X光檢查，比較減重達標者與未達標者膝關節退化性關節炎的發生率。

結果顯示，對於這些體重過重或肥胖的婦女而言，體重減輕5公斤或5％體重者，發生膝關節退化性關節炎的發生率明顯低於

做不到的人。尤有甚者，體重減輕對血糖值、體脂肪比例，及血壓皆有正面影響。

這個研究的結果清楚顯示，減輕體重對甩開下肢關節疼痛甚至身體健康的重要性，且要有耐心和恆心，方法則基本上就是少吃多動，且習慣性的量體重來做有效控制，記得要以5公斤或5％體重為目標。

14. 有氧運動可降低類風濕性關節炎患者的倦怠感

2015年1月發表在Arthritis Care Res的文章顯示，若將有氧運動定義為運動強度達最高心跳速率50～90％（一般有氧運動是指心跳速度在最高心律的70％狀態下的運動。所謂最高心律是說你無論怎麼樣增加運動量，心跳速率也不會再增加的極限，一般是以220減年齡就是這個年齡的最高心率），且持續15分鐘，至少一週兩次，並需持續4週以上；則若經12週有氧運動，類風濕性關節炎患者倦怠感的比率較完全不運動者明顯下降，前者僅為後者31％。

倦怠感可能源自對疾病的焦慮，對得病的不平，對服藥的不適，疾病本身的發炎，對個人能力、形象的質疑，對家庭的愧疚等諸多因素，必須設法瞭解接受，一一克服，並相伴相隨。

倦怠感可能伴隨著胃口食慾差、體重減輕、睡眠品質不良、沮喪等症狀。2011發表在Annals of the Rheumatic Diseases的文章也顯示，類風濕性關節炎患者有超過70％會有倦怠感。2012發表

在J Clin Rheumatol的文章則顯示，有53～80％的全身性紅斑性狼瘡病人會以莫名倦怠感為其初始症狀。

而根據2015年這篇文章，建議罹患風濕病的病友們應有適量的低強度有氧運動，讓身心都得到紓解。因此我們要鼓勵您多動，一方面靈活關節，增強肌力，另一方面也能降低倦怠感，讓人生充滿活力，做一個快樂有功能的風濕科病人。

15. 疫苗注射的效力

又到了疫苗注射的時節。2016年6月發表於《The Rheumatologist》的文章，整理了風濕疾病病人接受疫苗注射的一些研究成果，提供參考。

一般成人常可能接受的疫苗注射，包括針對流行性感冒病毒、肺炎球菌、疱疹病毒等項目。流感疫苗基本上在每年流行季節前接種一次，免疫力可維持一年。肺炎球菌疫苗則根據美國預防接種諮詢委員會意見，可與流感疫苗同時，但不同部位接種，不會增加疫苗的副作用或降低其抗體反應，一般而言，肺炎球菌疫苗抗體濃 可維持5～10 。

此外，在台灣50歲以上約九成的人，體內都有帶狀疱疹病毒（水痘病毒），每年約有1％的機率罹患帶狀疱疹，日後真正罹患帶狀疱疹者也超過七成，再罹患率也有6％，且85歲以上每兩個人就有一人罹患。

美國食品暨藥物管理局（FDA）早在2006年通過帶狀疱疹疫苗審核，美國預防接種專家委員會也建議60歲以上健康長者及曾

經得過水痘的人都應該施打帶狀疱疹疫苗。2011年美國FDA更建議施打年齡應下修到50歲，而疫苗至少能持續7年仍具保護力。

對醫師而言，罹患風濕疾病的病人接受疫苗注射的相關問題，則一直處於灰色地帶。一方面病人可能因疾病本身或所用藥物導致免疫力下降，較易得到感染，而更應該被疫苗保護；一方面又要當心疫苗注射可能造成的併發問題，因此醫師就必須在給予的時機及利弊得失間，建議多以斟酌。

目前的科學證據顯示，滅殺除癌錠（MTX）及捷抑炎（tofacitinib）會明顯減弱肺炎球菌疫苗pneumovax的效力；莫須瘤（Rituximab）則幾乎可讓流感與肺炎球菌疫苗的效力喪失，而應該盡量分離使用，且相隔越久越好；而恩瑞舒（abatacept）也會減低疫苗的功效。不過證據也顯示，腫瘤壞死因子抑制劑及安挺樂（tocilizumab）對疫苗效力的影響較小。

另一方面，無論是罹患全身性紅斑性狼瘡、類風濕性關節炎、乾癬性關節炎，或發炎性腸道病變的風濕疾病病人，得到疱疹的機會都較其他一般人為高，疱疹疫苗因此相對重要。

美國風濕學院也建議50歲以上的病人應可接種，若年輕時即發作頻繁，甚至可以提早。即使仍使用滅殺除癌錠（MTX）、類固醇、或移護寧（azathioprine）也無妨，但應暫不得使用生物製劑或捷抑炎（tofacitinib）。

我在2009年即注意到這個問題，當時納入21位全身性紅斑性狼瘡病人與15位健康受試者，比較其於2009年12月至2010年1月接受H1N1流感疫苗注射前、3週後及6個月後，狼瘡病情的活躍

性、自體免疫抗體的產量，及流感病毒抗體的產量。

結果顯示疫苗注射前後，狼瘡病情的活躍性並無顯著變化，且無論疫苗安全性及效力都不受影響。結果發表於2011年國際著名的疫苗《Vaccine》雜誌，顯示疫苗注射的安全性和效力都沒有問題。相信這些研究成果讓我們對疫苗注射的認知會有一定程度的幫助。

16. 坐姿影響情緒

古人謂君子具威儀之相應「行如風，立如松，坐如鐘，臥如弓」。「坐如鐘」正是顯示穩重，泰山崩於前而色不變。

正襟危坐、炯炯有神，是形容一個人全神貫注的樣子；相反的，頹然的姿態（slumped posture）則是情緒沮喪的診斷表。過去一些針對健康人的研究已指出，坐直坐正（upright posture）可增強自信和情緒，但卻沒有針對憂鬱症患者所做的研究。

發表在《Journal of Behavior Therapy and Experimental Psychitry》的研究則試圖瞭解，對有輕至中度憂鬱症患者，姿態改變可否降低其負面情緒和疲累感。

這個研究包含了61位有輕至中度憂鬱症患者，受試者先分別接受Trier Social Stress Test（TSST），即以標準過程引發壓力後，再隨機分為隨意坐或坐直坐正兩組，之後再評估其情緒與憂鬱狀況的變化，並分析他們言談中的用語。

結果顯示，所有受試者的姿態都確實比一般正常人頹散，一

組經矯正為坐直坐正的坐姿後，明顯提升其正向情緒，且也更願與人交談，並減少第一人稱的自我用語。此外，肩線挺正也會降低負面情緒及降低憂鬱。

根據此研究，坐直坐正，似乎確可提升正向情緒並降低憂鬱，且更能鼓勵罹患輕至中度憂鬱症的患走出自我世界。此刻你的情緒還好嗎？試著坐直坐正，並調整肩線，看看世界是否更平和美麗。

17. 隔絕 PM2.5

窗外，本應是藍天白雲，卻已習慣了灰濛濛的一片。霾害已成為現代人新的健康威脅。PM2.5乃成為新熱門話題。

PM2.5（Particulate Matter2.5）是指懸浮在空氣中，粒徑小於等於2.5微米的粒子，它的直徑大約是人的頭髮絲粗細的1/30，對空氣品質和能見度等有重要的影響。

PM2.5是二氧化硫、氮氧化物及揮發性有機氣體在排放後，於大氣中飄散，並經光化學反應後，形成的微小粒子。由於其粒徑極小，易隨呼吸深入呼吸道、肺部，甚至血液裏，而對健康造成影響。

若空氣中懸浮微粒多，輕則造成眼睛、鼻子、喉嚨不適，咳嗽、嚏、流鼻水；重則產生過敏、氣喘、智力衰退、肺腺癌、中風或心血管疾病。目前PM2.5已被視為一級致癌物。

尤其是2010年起，肺癌開始攀升為十大癌症死亡率之首，根

據國民健康署在2011年癌症發生統計顯示，國民每47.5分鐘就有一人罹患肺癌。由於吸菸人口已逐年減少，空氣污染乃益發受到重視。

PM2.5可源自室內或室外，室外來源包括汽車、機車、排放廢氣，燃燒木材、熱油、雜草，放鞭炮、煙火，火力發電、石化產業等。室內則包括吸菸、炒菜、點蠟燭或油燈、火爐等。以穿梭於大街小巷的機車為例，目前全國機車總數約1500萬輛，其中約23％（340萬輛）在大台北地區，加上台北盆地地形，懸浮微粒自更不易擴散。

為提昇環境品質及維護國人健康，環保署預告修正空氣品質標準，增訂PM2.5空氣品質標準（過去只監測PM10），將其納入管制，採用美、日兩國標準24小時值35μg/m3、年平均值15μg / m3，此一標準數值係全球各國現今最嚴格者。因此，特別規定要開始重罰亂丟菸蒂，一年內若遭第二次告發要罰3600元，第三次起罰5000元，還要參加講習。

而民眾除了盡量配合外，出門仍應盡量戴口罩，雖然事實上只有N95可有限度隔絕，但仍應比直接暴露好。另外就是鼓勵搭捷運通勤，要避免在繁忙的道路上一面製造、一面吸入廢氣；回家後，更應徹底洗手、漱口；也要避免在路旁運動。一起努力維護自己和他人的健康。

18. 油漱口的科學研究

油漱口（oil pulling therapy），西醫科學較少記載，只出現在印度一些《牙科研究雜誌》中，被廣泛使用在印度傳統民俗療法，據說可強化牙齒、牙齦，並預防口臭、牙齦出血，及口乾唇裂。

推估可能的效益是亞麻仁油等油籽中的成分含有木酚素（lignans），木酚素的構造類似雌激素，是一種很好的植物性荷爾蒙來源，因此理論上對一些缺乏雌激素的症狀似有幫助，包括骨質疏鬆、冠心病、黏膜修復等。

不過科學研究僅能顯示，木酚素無法殺死口腔細菌，但會產生皂化作用，故可能對異物的清除有益。事實上木酚素除了亞麻籽含量最豐，也見於全穀類、漿果類、蔬菜或水果中。

但所謂油漱口的真正效益或機轉，則可能尚待進一步驗證。唯當此其間，如要嘗試，必須注意品牌，千萬不要用到地溝油或飼料油！

4-2 健康飲食醫學新知

1. 蛋可不可以吃？

　　蛋一直被認為是膽固醇的主要來源，因此，吃蛋對血液膽固醇的影響，及與心血管疾病和中風的關係，一直都備受矚目和討論。特別搜尋科學證據整理提供參考。

　　根據美國農業部資料，一顆蛋約有72卡熱量（蛋白17卡、蛋黃55卡），包括蛋白質、醣類、脂肪共三種基本物質，另含至少186毫克的膽固醇，這應該是過去概念上常建議少吃蛋以避免高血脂的主要原因。但另一方面，蛋又是相對便宜且營養的食物，其中蛋白約佔全蛋的58％，除含蛋白質約12％，還有一定量的核黃素、菸鹼酸（niacin，也稱維生素B3，是B族維生素中人體需要量最多者，是性荷爾蒙合成不可缺少的物質，有維繫神經系統健康和腦機能正常運作的功效）、生物素和鈉、鉀、鎂、硒等礦物質。蛋黃約佔全蛋的32％，包括所有蛋內脂肪、膽固醇，但另含有豐富的維生素A、D、E及較高的葉酸、鈣、鐵、磷、鋅等礦物質和抗氧化物。

　　1999年發表在JAMA（美國醫學會期刊）的前瞻性研究顯示，受試者包括40～75歲間的37851位男性，及34～59歲間的80082位女性，這些受試者皆沒有心血管疾病、糖尿病、高血脂

症或癌症，另以問卷調查瞭解這些受試者吃蛋的頻率。

結果發現，由1986年開始的8～14年追蹤中，在去除年齡、吸菸和其他一些危險因子後，無論男女，每天吃一顆蛋與心血管疾病或中風的發作都沒有任何關係；但在另一群已有糖尿病的病人，如每天吃一顆蛋，則會增加心血管疾病的機會。

2013年發表在BMJ（英國醫學會期刊）的回溯性研究（1966～2012），分析了已發表過的17篇報告，其中9篇和心血管疾病有關，在整體3081269位被研究的受試者中，有5847位有心血管疾病；而另8篇和中風有關，在整體4148025位被研究的受試者中，有7579位有中風疾病；唯即使每天一顆蛋都與心血管疾病或中風的發生沒有任何關係。

2016年12月發表在《J Am Coll Nutr》的研究，更比較每天吃一顆蛋和每周吃少於兩顆蛋的身體狀況，反而發現前者減少了12％的中風機會，不過在心血管疾病的發生上則無差異。

那麼到底吃蛋會不會影響血液中的膽固醇呢？過去已有一些研究報告顯示不會；也有一些顯示高密度膽固醇（好膽固醇）和低密度膽固醇（壞膽固醇）濃度皆會上升，但比率不變；甚至有報告指出對有代謝症候群的病人，全蛋比只吃蛋白還要好。

2016年發表在《J Nutr Sci Vitaminol（Tokyo）》的研究，以提供14位健康男性每天早餐一顆煮蛋，經連續4周後發現其血液中的總膽固醇和低密度膽固醇（壞膽固醇）濃度皆未改變；反之，高密度膽固醇（好膽固醇）還明顯上升，血液中的抗氧化物值也明顯提高。

那麼為什麼吃富含膽固醇的蛋，卻無負面影響？研究者認為可能是蛋的一些其他成份改變了膽固醇的吸收和轉運。其他理由則認為人體內的膽固醇主要是肝臟製造的，而當吃了多量的外來膽固醇，反而會自動減少肝臟內生性膽固醇的製造。而其實過量攝取飽和脂肪才是刺激肝臟製造出超量的膽固醇的真正元兇。

無論如何，這些報告至少顯示了吃蛋並不如過去觀念中可怕，也不必過度敬而遠之了。

2. 喝牛奶

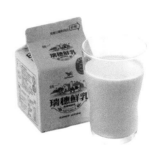

2014年7月由國防醫學院與國家衛生研究院共同發表於《美國營養學院期刊》（Journal of the American College of Nutrition）的研究顯示，利用1993至1996年的國民營養調查，收集3810位19至64歲的成人資料，與15年（1993〜2008）死亡登錄連結後，將受試者以喝牛奶的頻率，每周0〜7次分組，並調整性別、年齡、身體質量指數、族群、飲食習慣等變數，探討奶類攝取頻率與死亡率的關係。

結果發現，台灣有30.7％男性與22.1％女性無喝牛奶習慣，每周喝三至七次奶類的民眾，死亡率明顯低於完全不喝牛奶的群體。而且一周喝七次以上罹患心血管疾病及中風的機會也明顯較低；但對癌症死亡則無關。喝一次指一杯240毫升牛奶或45克乳酪。牛奶是最古老的天然飲料之一。

美國將牛乳按照脂肪含量分為五類，分別是接近無脂（skim）、半低脂（1/2 percent low fat）、低脂（1 percent low fat）、減脂（2 percent reduced fat）與全脂（whole）。一杯500毫升的純牛乳，熱量在300千卡左右。

目前市面上牛乳的添加物也相當多，如高鈣低脂牛乳，就強調其中增添了鈣質。低脂牛奶的脂肪約是新鮮普通牛奶的50%左右，熱量減少。適合需控制飲食的糖尿病患者、心血管疾病患者、肥胖人士及消化能力較弱或腹瀉的嬰兒飲用。脫脂牛乳脂肪量少於百分之一以下。

在牛乳中主要包括乳清蛋白與酪蛋白。酪蛋白是主要蛋白質，佔了牛奶蛋白80%，可能會導致一些人腸胃過敏，而 β-乳球蛋白與 γ-乳白蛋白，則只是乳清蛋白的一部分成份。

3. 魚油與全身性紅斑性狼瘡

Omega-3多元不飽和脂肪酸有動物性及植物性來源。魚油基本上含大量動物性Omega-3的多元不飽和脂肪酸，主要是EPA及DHA，屬強力的抗氧化劑，可直接被人體生化系統利用。日常補充深海魚油，可以平衡OMEGA-6脂肪酸（豆類、穀類）過量的攝取，控制前列腺素的分泌，減少體內許多不必要的發炎症狀。

EPA（Eicosapaentaenoic Acid）即二十碳五烯酸的英文縮寫，可抑制不正常血液凝集，預防血栓的產生，它是人體血管的清道夫，能預防動脈硬化、中風和心肌梗塞的發生。屬血液循環的保護因子。

DHA（Docosahexenoic）即二十二碳六烯酸的英文縮寫，成人腦部的脂肪中約有10％為DHA成分，腦部的神經元突起細胞中含有大量的DHA成分，使得腦部的神經傳導物質能傳遞正確的訊息。DHA所扮演的角色即促進、協調神經傳導作用，從而提高注意力、記憶力、及理解力，屬活化腦細胞的因子。

無論橄欖油或亞麻籽油，都含高植物性Omega-3脂肪酸（-linolenic acid, ALA），但吸收效果上遠不如動物性的DHA及EPA，對健康的角色也不清楚。

過去研究顯示，狼瘡病人體內的Omega-3脂肪酸、EPA、DHA皆較正常人為低。

發表在2015年7月Nutrition Journal的研究，其中50位狼瘡病友，一半服用魚油，一半服用以橄欖油充當的安慰劑，治療六個月，並於試驗頭尾測RAND SF-36（代表生活品質），倦怠嚴重度量表（FSS），狼瘡疾病活躍指數（SLEDAI），及醫師整體評估（PGA），也保留血清做檢驗。

50位狼瘡病友中，有32位完成6個月的研究，服用魚油這組，較服用橄欖油安慰劑組，醫師整體評估明顯進步，但倦怠嚴重度量表和狼瘡疾病活躍指數則無差異；而和發炎有關的紅血球沉降速率及第12白質則下降。

由這個隨機、有安慰劑對照組，且雙盲，並進行6個月的臨床研究顯示，狼瘡病友若服用魚油，整體評估、生活品質，及一些發炎標記可獲得改善，但似乎對倦怠感與疾病活躍性影響不大，這個結果應可做為我們臨床使用的參考。

4. 吃魚與疾病

　　許多病友問飲食與疾病關係，前面整理了菸、酒、茶、咖啡等，因為台灣是海島國家，四面環海，特別將魚與疾病關係整理討論。

◎ 吃魚與類風濕性關節炎（RA）

　　綜合七個研究，共174701位參與者，包括3346位RA病人的綜合分析結果顯示（Arthritis Res Ther, 2014），每周吃一次魚，得RA的機率為0.96，若每周吃1～3次魚，得RA機率與不吃魚者比較，減少20～24％，結果顯示吃魚有減少罹患RA的趨勢，唯統計學上並無顯著意義。

◎ 魚與心血管疾病

　　綜合17個研究，共315812位參與者，追蹤15.9年的結果顯示（Public Health Nutr, 2012），每周吃一次魚，因心血管疾病死亡的機會為皆不吃魚的84％，每周吃2～4次魚，機率降到79％，而若每周吃5次魚，機率仍為83％；分析結果也顯示每天每吃15克魚，可減少6％因心血管疾病死亡的機會。吃魚似乎對預防因心血管疾病死亡有所助益。

◎ 吃魚與糖尿病

　　根據九個研究，包括438214位參與者，平均追蹤11.4年的綜合分析結果顯示（Diabetes Care 2012），與從不吃魚或每個月僅吃一次魚的對照組比較，每周吃5次以上魚的人，其得糖尿病的

機會並無統計學的差異性。顯示吃魚和預防糖尿病的發生，並無實質關係。

◎ 吃魚與中風

　　根據16個研究，包括402127位參與者，平均追蹤12.8年的綜合所析顯示（Eur J Chiu Nutr. 2012）每一個月僅吃一次或全不吃魚者相較，每月吃1~3次，每周一次，每周2~4次，或每周5次以上吃魚，得中風的機率分別降為0.97,0.86,0.91及0.87，且統計上有意義。結果顯示吃魚對罹患中風有保護效應，尤其是對缺血性中風。

◎ 吃魚與大腸直腸癌

　　將22個前瞻性世代研究及19個案例對照研究列入統合分析。結果顯示（Am J Med,2012）吃魚會減少12％得大腸直腸癌的機會，且和每周吃魚量有負相關性，亦即吃魚越多，得大腸直腸癌機會越少。

◎ 吃魚與癌症

　　將42個研究，包括2325040參與者追蹤13.6年，及24115位胃腸癌病患做統合分析。結果顯示（World J Gastroenterol 2014）與從不吃魚者比較，少量、中量、大量吃魚者，得到胃腸癌機會分別為93％、94％、91％，整體而言，每日多吃20克魚，可減少2％得胃腸癌機會。此研究也同時顯示，吃魚可同時減少大腸直腸癌、食道癌和肝癌的發生機會。

整體而言，吃魚對心血管疾病、中風、癌症似都有保護作用，對類風濕性關節炎則似有益，但對糖尿病則無實質關係。

5. 含咖啡因，喝還是不喝？

　　咖啡因（Caffeine）是一種黃嘌呤生物鹼化合物，已在自然界包括咖啡樹、茶樹、可可樹、可樂果等超過60種以上植物的樹葉、種子、果實中被發現。咖啡因原是一種天然殺蟲劑，能使以這些植物為食的昆蟲麻痺，因而達到除蟲的效果。咖啡因更是一種中樞神經興奮劑，可刺激腦組織新腎上腺素分泌，故有提神效果。

　　根據美國食藥管理局及美國醫學會分類，咖啡因的攝取量可略分為：

輕量到中量	每天130～300毫克
中量	每天200～300毫克
高量	每天超過400毫克
重量	每天超過6000毫克

一般而言，中量以下咖啡因就成人而言是安全的，美國人平均每天咖啡因的攝取量約為280毫克。下表是常接觸飲食的咖啡因含量：

咖啡因來源	咖啡因含量
沖煮咖啡8盎司	135毫克（102～200）
即溶咖啡8盎司	95毫克（27～173）
濃縮咖啡（Espresso）1盎司	40毫克（30～90）
去咖啡因咖啡8盎司	5毫克（3～12）
綠茶8盎司	53毫克（40～120）
紅茶8盎司	40～70毫克
可口可樂（classic）12盎司	35毫克
健怡可樂（Diet Coke）12盎司	47毫克
紅牛	80毫克
熱可可8盎司	9毫克
牛奶巧克力棒1.5盎司	9毫克

1盎司=31.1035克。以S牌咖啡為例，小杯（Short）指的是8盎司（約240ml）；中杯（Tall）指的是12盎司（約360ml）；大杯（Grande）指的是16盎司（約480ml）；而Venti則是指20盎司。

含咖啡因的飲料，皆具提神醒腦之效，但就影響骨質的角度而言，則建議應當適量。

6. 咖啡對年輕婦女骨質密度的影響

因為咖啡因可以增加鈣質的尿液排放量，降低血液中鈣質濃度，從而影響骨質密度。前文已提及對年長或停經後婦女而言，每天喝200～300毫克咖啡因對骨質密度有負面影響，（一杯150c.c.咖啡平均含有100毫克的咖啡因）。但對年輕女性的影響則較少研究。

發表在《Prev Med》的文章研究了177位年齡介於19～26歲的健康白種女性，計算其過去12個月包括所有含咖啡因物質（包括咖啡、茶、可樂、巧克力等）的總攝取量，並以雙能量X光吸收儀（dual X-ray absorptiometry）測量骨股頸和腰椎的骨質密度。

結果顯示，這些年輕女性的咖啡因的總攝取量平均為99.9毫克／天，經調整身高、體重、初經年齡、鈣質的補充狀況、吸菸、飲酒習慣等因素後，發現每使用100毫克咖啡因，骨股頸骨質密度會減少0.0069克／平方公分、腰椎的骨質密度減少0.0119克／平方公分，若使用咖啡因量在100毫克內，則無顯著影響。

這個研究結果顯示，如果每天喝咖啡在100毫克內（約一杯150c.c.咖啡）則對年輕女性骨質沒有影響。但顯然即使年輕，過量攝取咖啡因仍然會對骨質密度產生影響。

7. 酒與咖啡對年長婦女骨質密度的影響

對年長婦女而言，大多都知道有缺鈣與骨質疏鬆的潛在威脅，那麼在日常生活中，到底菸、酒、咖啡對骨質密度的影響如何，相信是許多人關切的問題。

　　發表在《J Am Coll Nutr》的文章研究了136位平均年齡68.6±7.1歲，健康且沒有服用任何包括女性荷爾蒙等影響骨質藥物的白種女性，以雙能量X光吸收儀（dual X-ray absorptiometry）測骨質密度（bone mineral density,BMD），同時分析血清中的維生素D及副甲狀腺荷爾蒙含量。酒及咖啡的飲用量則以問卷調查的方式瞭解其頻率、用量、及來源。

　　這136位受試者目前雖皆未抽菸，唯仍記錄了過去的吸菸史，包括抽了多少年和每天抽幾包。過去的身體活動力則以國家健康檢視法（Allied Dunbar National Fitness Survey）做評估，另以問卷瞭解鈣質的補充狀況。

　　結果顯示，喝酒量和脊椎骨質密度及血清中的維生素D濃度呈正相關，但和血清中的副甲狀腺荷爾蒙呈負相關。抽菸與鈣質吸收、血清中的維生素D呈負相關。

　　再進一步分析，每日平均飲酒0.5～1次或8克酒精，對脊椎及全身骨質密度增加有正面影響；8克酒精即英制1單位或10C.C.純酒精，約相當於三分之一杯的大杯（250c.c.容量）紅酒（12％濃度），或二分之一杯的中杯（175c.c.容量）紅酒（12％濃度）量。

　　而每天喝咖啡200～300毫克則對骨質有負面影響，（一杯150c.c.咖啡平均含有100毫克的咖啡因），唯若每日補充鈣750毫克即可減輕影響。過去有吸菸者，若每日一包菸達24年，比較從未吸菸者，其全身、脊椎、和腿骨骨質密度皆降低。

　　單就骨質密度而言，適量飲酒是有益的，而抽菸和每天兩杯以上咖啡則有害，唯每日補充鈣質在750毫克以上則可減輕影響。

8. 咖啡或茶對類風濕性關節炎的影響

　　根據《clinical Rheumatology》整合分析五個研究包括1279為類風濕性關節炎（RA）病人，133622位對照健康人的結果顯示喝咖啡與RA發生率有明顯相關性。而此現象只顯現在類風濕因子RF陽性患者。RF陰性者則並無相關性。而喝茶則與RA的發生無關。

9. 體重對類風濕性關節炎的影響分析

　　兩個大型前瞻性研究，分別囊括109896人和108727人，追蹤紀錄其1976～2008，長達32年的生活方式、環境因素及關節狀況。並觀察身體質量指數（BMI），和類風濕性關節炎發生的關係。BMI25-30定義為過重，BMI＞30定義為肥胖。結果顯示年輕時過重或肥胖可增加罹患RA的機會達1.45及1.65倍。顯示減重或可減少得RA的機會。

10. 褪黑激素對睡眠的影響

　　黑眼圈層層包裹著疲憊的雙眸，瞳孔飄散著濃濃的睡意，總在哈欠後重重的鼻音中詢問，褪黑激素真能褪得了那層黑嗎？

　　褪黑激素（Melatonin），主要是由大腦松果體分泌，唯松果體晝伏夜出，白天處於休眠期，褪黑激素的分泌量低；天黑後，尤其約在晚上九時後，松果體即開始增加分泌褪黑激素並進入血流，且可持續維持高峰至次日早上九時。

　　褪黑激素或稱退黑激素的命名由來，是因1953年，耶魯大學

皮膚科醫師艾倫勒納（Aaron Lerner）花了約四年的時間，從數十萬頭牛的松果體中萃取出極少量物質，能使豹蛙的皮膚變白而得。但後來的研究顯示，褪黑激素對人類膚色，並沒有美白的作用。所以褪黑激素退不了皮膚的黑。

● **褪黑激素對睡眠的影響**：雖然一般人觀念上常以為褪黑激素對睡眠有益，但嚴謹的科學研究則顯示，褪黑激素與安慰劑對睡眠功效並無差異。但褪黑激素卻可在有時差時，重新設定生理時鐘，即褪黑激素的主要生理功能是調節晝夜節律，而非幫助睡眠。

● **褪黑激素對免疫系統的影響**：已知免疫系統中的T和B淋巴球表面皆有褪黑激素接受體，亦即褪黑激素應會影響T和B細胞功能。在老鼠動物實驗中，褪黑激素可抑制細胞免疫反應，且對淋巴腫瘤有抑制作用，但對整個免疫系統的確切影響則仍尚無定論，且因劑量不同會有不同效應。

● **褪黑激素對發炎性細胞激素的影響**：一些早期的實驗室細胞層級及動物研究顯示，褪黑激素可抑制包括腫瘤壞死因子、第一、第六及第八介白質、以及一氧化氮等發炎細胞激素，唯並無人體試驗證明。

● **褪黑激素對全身性紅斑性狼瘡的影響**：動物研究顯示，褪黑激素可減少狼瘡小鼠血清中的自體免疫抗體及發炎細胞激素的產生，也可改善狼瘡小鼠的腎炎，似乎褪黑激素對全身性紅斑性狼瘡的影響是正面的，唯並未有人類使用後的研究資料。

● **褪黑激素對類風濕性關節炎的影響**：針對類風濕性關節炎

221

的動物研究顯示，褪黑激素會加重關節炎的嚴重度；若將實驗鼠持續置於暗處，關節炎也會惡化；若將實驗鼠松果腺切除，則關節炎反而減輕。

在類風濕性關節炎病人的臨床研究資料顯示，類風濕性關節炎病人在夜間服用10毫克褪黑激素後，臨床症狀及發炎細胞激素皆未有任何變化，似乎褪黑激素對類風濕性關節炎並無正面幫忙。

褪黑激素在美國仍被視為健康食品，因此市售藥丸中的含量較無保障。若服用1至3毫克，原則可提升血液褪黑激素濃度至正常的1到20倍。但因為褪黑激素在正常人體的含量非常低，如果由健康食品而攝取過多的褪黑激素，反而可能會產生健康問題。

德國研究即發現若給兔子注射褪黑激素後，不僅會使雌、雄兩性生殖器官都較正常細小，身體也會較矮小，而且雌兔卵巢內卵泡會退化，雄兔的精細胞也會退化，如果持續注射6個月，最後不論雌、雄，都會喪失生殖能力；並據此提出褪黑激素若是服用過量，有可能導致不孕，並建議懷孕或哺乳中的婦女應儘量避免服用。

以上資料提供大家參考，也基於以上原因，並不建議大家隨便服用。要改善睡眠，建議睡前能處於能保持身心輕鬆的環境，避免強光，尤其是3C產品的長時間刺激或許才是良方。

11. 抹茶是超強的抗氧化物

那一抹綠，清翠濃豔，那一口甘，甜心醒腦。親身體驗之餘，興起，乃閱讀資料並整理分享。

● **起源**：參考維基百科資料，抹茶起源於中國的隋朝（西元581～618），盛行於唐宋，迄今已逾千年。明朝之後，中國開始流行茶葉泡湯棄渣也就是我們現在的喝法，傳統茶磨遂逐漸勢微。抹茶在九世紀末隨日本遣唐僧帶回日本，反在異國落地生根，並發展成為今天所謂的日本茶道。

● **製作**：抹茶其實就是綠茶，只是製作手續更為繁複。基本上要在一般綠茶採摘前的20至30天，先搭棚架遮光，降低日照，迫使茶芽葉綠素含量增加，致呈現更為翠豔的綠色。採摘後的生葉，蒸製烘乾後，先除去莖與葉脈，僅留下葉片，再碾磨成粉狀保存。

● **沖泡**：偶然上了一課茶道，約略描述抹茶泡製步驟：

溫碗	調茶	品茶
(1)首先把茶碗和攪拌用的竹刷（茶筅）用開水燙熱。	(2)之後在茶碗裡放入抹茶粉，加入熱水並調成糊狀。	(3)最後再用茶筅依W的軌跡貼著碗底攪拌，攪入空氣形成茶泡後完成。此時以右手捧邊、左手托底，就可輕鬆享用了。

●成份：綠茶葉片除含有蛋白質、鈣質、鐵質、纖維、及脂溶性維生素A、D、E、K外，亦含有多量兒茶素、茶多酚等抗氧化成分。

沖泡後的綠茶茶葉真正溶於水的部分僅約35％，因此整片茶葉磨粉沖泡的抹茶，其營養成份自然高於僅沖泡茶葉的綠茶。

●功效：根據2003發表在Journalof Chromatography的研究顯示，抹茶中酯型兒茶素（epigallocatechin gallate）的含量，依種類不同，是綠茶的3～137倍。兒茶素是強抗氧化物，可清除老化或受傷細胞所釋放會傷害身體的自由基，理論上對於包括心血管疾病、免疫系統異常、發炎性關節炎、血栓、失智症、高血壓、糖尿病等疾病均有助益。

喝一口抹茶，再咬一口原味外皮、抹茶卡斯達加紅豆的甜點，視覺、嗅覺、味覺都層次豐滿，真的太幸福了！

12. 綠茶與類風濕性關節炎

門診常被問到，治療類風濕性關節炎，除了打針吃藥，有沒有食療的可能？

2016年10月一篇發表於J Phys Ther Sci的文章，研究120位已至少罹病10年以上，且未失能、未服用抗發炎藥物、或類固醇的類風濕性關節炎病人（平均年齡60.7±2.53歲）。所有參與的病人皆被要求提供飲食清單、不要改變其日常飲食習慣、且詳實紀錄其飲食內容。

這些病人被隨機分為六組，每組各20位。包括infliximab（腫瘤壞死因子抑制劑）注射（3毫克／公斤體重）組，綠茶組（每天喝4～6杯綠茶，每杯350cc，約含60～125毫克catechins兒茶素：強抗氧化劑）或有人指導的有氧運動組（使用跑步機，每周三次，每次45～60分鐘），以及混合編組。類風濕性關節炎的疾病活躍性則以發炎指數CRP、ESR，疾病活躍性指標DAS-28、腫脹或疼痛關節數目等做評估。

經6個月後，發現無論infliximab組、綠茶組、有氧運動組在臨床及各指標上都有進步。但綠茶組在CRP、ESR、DAS-28等方面，更較其他兩組明顯下降。由混合編組觀察，綠茶加上有氧運動組，較infliximab加綠茶或有氧運動組，在CRP、ES、DAS-28等指標上也進步更多。

過去其他研究已顯示，綠茶可調節內分泌系統，調節腫瘤壞死因子基因表現，抑制與類風濕性關節炎發炎有密切關係的腫瘤

壞死因子、第一與第六介白質，從而對關節軟骨及骨骼兼具保護與治療作用。

當然，綠茶組居然優於腫瘤壞死因子抑制劑組，也令我非常驚訝，甚至難以置信。不過，這一研究結果至少顯示，除了基本藥物治療外，綠茶與規律的有氧運動似乎也非常有益於類風濕性關節炎病人，仍然值得我們參考。

附錄

展望醫療的創新

　　克里夫蘭診所（Cleveland Clinic），世界最佳的醫療院所之一，宣佈2015年能大幅改善病人照顧的十大醫療創新如下，令人期待且振奮。

1. 移動式中風救治單位（Mobile stroke units）

　　中風診治分秒必爭，越快介入，恢復越佳。此移動式救治單位即利用由事發地點到醫院之間的時間，完成初步診治。移動單位包括一台電腦斷層機，一位高級救護員、一位有加護訓練的護士、一位電腦斷層檢查技術員，並可評估病人神經功能和對栓塞性中風施以溶解栓塞治療（tissue plasminogen activator），同時啟動視訊與醫院中的專家連線，爭取時間，全力搶救。

2. 登革熱疫苗

　　每年全球有超過100個國家，5千萬到1億人口會罹患登革熱。是由登革熱症病毒所引起的一種傳染病，它是由白線斑蚊與埃及斑蚊先叮咬患者後，成為病媒蚊，其它健康的人可能因這隻病媒蚊叮咬而感染。有可能出現極度疲倦及抑鬱症狀，偶然病者會惡化至登革出血熱，並進一步出血、休克，甚至死亡。登革熱疫苗預計2015年底上市，可大幅減少該病威脅。

3. 快速無痛抽血

新研發的針器，由指尖抽血，不需再遍尋靜脈，也不致有抽不到的狀況，可大幅減少病人疼痛。

4. PCSK9 抑制劑降低膽固醇

過去20年，臨床多以斯達汀類（statin）藥物來降低血液中膽固醇，但並非全然有效，且有些病人無法忍受噁心、暈眩、頭痛等副作用。2015年，美國食藥局將通過注射類PCSK9抑制劑降低膽固醇，PCSK9抑制劑是PCSK9基因編碼的一種酶，能夠與低密度脂蛋白（LDL）受體結合，誘導LDL受體減少，導致LDL-C代謝減緩，故應能有效控制高血脂。

5. 藥物結合抗體以增加專一性

傳統化學治療有如雙刃劍，雖意在癌細胞，但亦會同時破壞正常健康細胞。標靶治療則是先製造專一性對抗癌抗原的抗體，並和化療藥物結合，如此就可直搗黃龍，避免錯傷無辜。

6. 免疫藥物

新一代藥物可適時刺激免疫系統，協助化學治療和放射治療控制癌症。

7. 新一代心律調節器

人工心律調節器已非常廣泛的使用，舊一代的心律調節器是將線圈經由靜脈植入，再傳電流到心臟，但卻會有2％感染率。

新一代的心律調節器則是將如膠囊般大小的心律調節器，經由微創手術直接放入心臟。

8. 治療肺纖維化的新藥

肺纖維化影響肺功能，若未接受治療，壽命可能無法超過3-5年，但過去除肺臟移植外，並無良策。2015年，美國食品藥物管理局預期會通過pirfenidone（口服藥，可以調節轉化生長因子β（transforming Growth factor β）與腫瘤壞死因子α（Tumor necrosis factor α）之活性，而且還會抑制纖維母細胞之增生與膠原蛋白的生成和nintedanib（酪氨酸激酶抑制劑，tyrosine-kinase inhibitor，為針對血管內皮生長因子接受體（vascular endothelial growth factor receptor, VEGFR），及纖維母細胞生長因子接受體（fibroblast growth factor receptor（FGFR）和血小板生長因子接受體（platelet derived growth factor receptor, PDGFR）兩種藥物來治療，開啟曙光。

8. 手術中單一劑量乳癌放射治療

以往多在乳癌切除術後數周，再接受放射治療；新治療將在術中給予單一劑量放射治療，且效果良好。

10. 心臟衰竭新藥

傳統使用血管緊張素轉化酶抑制劑（ACEi）enalapril治療心臟衰竭。即將由美國食品藥物管理局通過的新藥，血管緊張素接受體腦啡肽酶抑制劑angiotensin-receptor neprilysin inhibitor（ARNI）已顯示其明顯提升心臟衰竭存活率的優越性，將是患者一大福音。

Dr.Me健康系列HD0144

張德明院長風濕免疫疾病診療室

作　　者／張德明
選 書 人／林小鈴
主　　編／陳玉春

行銷經理／王維君
業務經理／羅越華
總 編 輯／林小鈴
發 行 人／何飛鵬
出　　版／原水文化
　　　　　台北市民生東路二段141號8樓
　　　　　電話：（02）2500-7008　　傳真：（02）2502-7676
　　　　　網址：http://citeh2o.pixnet.net/blog　E-mail：H2O@cite.com.tw
發　　行／英屬蓋曼群島商家庭傳媒股份有限公司城邦分公司
　　　　　台北市中山區民生東路二段141號2樓
　　　　　書虫客服服務專線：02-25007718；25007719
　　　　　24小時傳真專線：02-25001990；25001991
　　　　　服務時間：週一至週五9:30～12:00；13:30～17:00
　　　　　讀者服務信箱E-mail：service@readingclub.com.tw
劃撥帳號／19863813；戶名：書虫股份有限公司
香港發行／香港灣仔駱克道193號東超商業中心1樓
　　　　　電話：852-25086231　傳真：852-25789337
　　　　　電郵：hkcite@biznetvigator.com
馬新發行／城邦（馬新）出版集團41, Jalan Radin Anum, Bandar Baru Sri Petaling,
　　　　　57000 Kuala Lumpur, Malaysia.
　　　　　電話：603-905-78822　傳真：603- 905-76622
　　　　　電郵：cite@cite.com.my

城邦讀書花園
www.cite.com.tw

美術設計／紫蜻蜓設計工作室
封面設計／紫蜻蜓設計工作室
插　　畫／盧宏烈（老外）
封面人物攝影／徐榕志（子宇影像有限公司）
製版印刷／科億資訊科技有限公司
初　　版／2018年5月3日
定　　價／380元
ISBN：978-986-96153-1-0(平裝)

有著作權・翻印必究（缺頁或破損請寄回更換）

國家圖書館出版品預行編目資料

張德明院長風濕免疫疾病診療室 / 張德明著. -- 初
版. -- 臺北市：原水文化出版：家庭傳媒城邦分公
司發行, 2018.05 面；　公分. -- (Dr.Me健康系列；
HD0144)
ISBN 978-986-96153-1-0(平裝)
1.風濕病 2.保健常識

416.63　　　　　　　　　　　　　　　107004715

讀者回函

親愛的讀者你好：

　　為了讓我們更了解你們對本書的想法，請務必幫忙填寫以下的意見表，好讓我們能針對各位的意見及問題，做出有效的回應。

　　填好意見表之後，你可以剪下或是影印下來，寄到台北市民生東路二段141號8樓，或是傳真到02-2502-7676。若有任何建議，也可上原水部落格 http://citeh2o.pixnet.net留言。

● 本社對您的基本資料將予以保密，敬請放心填寫。

姓名：＿＿＿＿＿＿＿＿　　性別：　　□女　　□男

電話：＿＿＿＿＿＿＿＿　　傳真：＿＿＿＿＿＿＿＿

E-mail：＿＿＿＿＿＿＿＿＿＿＿＿＿＿＿＿＿＿＿＿

聯絡地址：＿＿＿＿＿＿＿＿＿＿＿＿＿＿＿＿＿＿＿

● 服務單位：

年齡： □18歲以下　　□18~25歲
　　　 □26~30歲　　□31~35歲
　　　 □36~40歲　　□41~45歲
　　　 □46~50歲　　□51歲以上

學歷： □國小　　　　□國中
　　　 □高中職　　　□大專/大學
　　　 □碩士　　　　□博士

職業： □學生　　　　□軍公教
　　　 □製造業　　　□營造業
　　　 □服務業　　　□金融貿易
　　　 □資訊業　　　□自由業
　　　 □其他＿＿＿＿＿＿＿＿＿＿

個人年收入：□24萬以下
　　　 □25~30萬　　□31~36萬
　　　 □37~42萬　　□43~48萬
　　　 □49~54萬　　□55~60萬
　　　 □61~84萬　　□85~100萬
　　　 □100萬以上

購書地點：□便利商店　　□書店
　　　 □其他＿＿＿＿＿＿＿＿＿

購書資訊來源：□逛書店／便利商店
　　　 □報章雜誌／書籍介紹
　　　 □親友介紹
　　　 □透過網際網路
　　　 □其他＿＿＿＿＿＿＿＿

其他希望得知的資訊：（可複選）
　　　 □男性健康　　　□女性健康
　　　 □兒童健康　　　□成人慢性病
　　　 □家庭醫藥　　　□傳統醫學
　　　 □有益身心的運動
　　　 □有益身心的食物
　　　 □美體、美髮、美膚
　　　 □情緒壓力紓解
　　　 □其他＿＿＿＿＿＿＿＿

你對本書的整體意見：

HD0144

張德明院長
風濕免疫疾病診療室

醫療新知 ✕ 用藥指南 ✕ 飲食調理

104 台北市民生東路二段141號8樓

崧博出版事業圖書

展承文化事業部 收

免貼郵票

北投字第10158號

北區郵政管理局登記證

廣告回信

請沿虛線對折，免貼郵票直接投回郵筒。謝謝！